MÉMOIRE

SUR LE

CALCUL DES PROBABILITÉS

APPLIQUÉ A LA MÉDECINE,

Lu à l'Académie royale de Médecine dans sa séance du 25 avril 1837,

PAR RISUEÑO D'AMADOR,

PROFESSEUR DE PATHOLOGIE ET DE THÉRAPEUTIQUE GÉNÉRALES A LA FACULTÉ DE MÉDECINE DE MONTPELLIER, MEMBRE CORRESPONDANT DE L'ACADÉMIE ROYALE DE MÉDECINE, DES ACADÉMIES DE CADIX, MURCIE, DES SOCIÉTÉS ROYALES DE BRUXELLES, MARSEILLE, CHEVALIER DE L'ORDRE D'ISABELLE-LA-CATHOLI-QUE D'ESPAGNE.

A PARIS,

CHEZ J.-B. BAILLIÈRE,

LIBRAIRE DE L'ACADÉMIE ROYALE DE MÉDECINE,

RUE DE L'ÉCOLE DE MÉDECINE, 13 *bis*;

A LONDRES, MÊME MAISON, 219, REGENT-STREET:

A MONTPELLIER, CHEZ L. CASTEL ET CHEZ SEVALLE.

1837.

MÉMOIRE

CALCUL DES PROBABILITÉS

APPLIQUÉ A LA MÉDECINE.

OUVRAGES DE M. RISUEÑO D'AMADOR.

Quels avantages la médecine pratique a-t-elle retirés de l'étude des constitutions médicales et des épidémies ? ouvrage couronné en 1829 par l'Académie royale de médecine dans le concours pour le prix Moreau, de la Sarthe. Montpellier, 1829, in-8 , de 147 pages.

Influence de l'anatomie pathologique sur la médecine depuis Morgagni jusqu'à nos jours, ouvrage couronné en 1836 par l'Académie royale de médecine dans le concours pour le prix Portal ; inséré dans les *Mémoires de l'Académie royale de médecine*. Paris, 1837, t. VI, p. 313 et suivantes , in-4°.

IMPRIMERIE DE COSSON ,
rue Saint-Germain-des-Prés , 9

MÉMOIRE

SUR LE

CALCUL DES PROBABILITÉS

APPLIQUÉ A LA MÉDECINE,

Lu à l'Académie royale de Médécine dans sa séance du 25 avril
1857,

PAR RISUEÑO D'AMADOR,

Professeur de pathologie et de thérapeutique générales à la Faculté de
médecine de Montpellier, membre correspondant de l'Académie royale
de Médecine, des Académies de Cadix, Murcie; des Sociétés royales
de Bruxelles, Marseille; chevalier de l'ordre d'Isabelle-la-Catholique
d'Espagne.

A PARIS,

CHEZ J.-B. BAILLIÈRE,
LIBRAIRE DE L'ACADÉMIE ROYALE DE MÉDECINE,
RUE DE L'ÉCOLE DE MÉDECINE, 13 *bis*;
A LONDRES, MÊME MAISON, 219, REGENT-STREET;
A MONTPELLIER, CHEZ L. CASTEL ET CHEZ SEVALLE.

1837.

AVERTISSEMENT.

—

L'Académie Royale de médecine venait de terminer la discussion sur les fièvres graves continues appelées aujourd'hui typhoïdes (1) La question sur la méthode numérique y fut indirectement agitée. Antérieurement la même question s'était accidentellement offerte lors des débats sur la lithotritie ; tant il est vrai que tout problème médical renferme une question de méthode, ou, si l'on veut, une question de logique. La discussion sur la méthode numérique était donc de la plus haute importance sous ce rapport.

La plus belle de nos illustrations philosophiques l'a dit avec cette hauteur de pensées et cette beauté d'expressions qui nous rappelle

(1) *Voyez* le rapport et la discussion sur cette importante question, *Bulletin de l'Académie royale de médecine*, 1837, pag. 482 et suiv.

souvent et Platon et Descartes : « Toute doctrine
» qui a exercé quelqu'influence, dit M. Cousin,
» ne l'a fait et n'a pu le faire que par la direc-
» tion nouvelle qu'elle a imprimée aux esprits;
» par le point de vue nouveau sous lequel elle
» a fait considérer les choses, c'est-à-dire par
» la *méthode*. »

L'examen du *calcul des probabilités appliqué à
la médecine* (car la méthode *statistique, numérique*, n'est au fond et ne peut être autre chose)
empruntait, et aux circonstances, et à la nature même de la question, le plus vif intérêt.

Dans cet état des esprits, M. le professeur
Cruveilhier sentit l'à-propos d'une discussion,
non plus incidente, mais directe, sur ce mode
nouveau d'atteindre à la certitude. Il demanda
expressément à l'Académie, que quelques séan-
ces fussent consacrées à cet objet. Par une
coïncidence heureuse, quoique fortuite, préoc-
cupé de la même pensée, j'avais écrit ce jour-
là à l'Académie, pour la prier de m'accorder, avant de quitter Paris pour me rendre à
Montpellier, la faveur de lui exposer quelques

doutes sur l'application du calcul des probabilités à la médecine.

L'Académie accueillit favorablement et la proposition de M. Cruveilhier et mon projet de lecture ; et la séance du 25 avril fut désignée pour
l'ouverture de ces débats scientifiques.

Je me rappellerai toujours, avec une émotion
que le temps et les distances ne sauraient effacer, l'accueil bienveillant que l'Académie a daigné faire à mon mémoire; je n'oublierai jamais
que ce jour-là elle ajouta comme une troisième
couronne à celles dont elle m'avait honoré à
deux reprises ; et me permit de recueillir en
personne le fruit de cette noble émulation,
vertu des grandes âmes, qui ne dégénère en
vice que dans les petites; sentimens généreux
que l'Académie ne saurait désapprouver, puisque c'est elle-même qui les inspire.

L'Académie daigna ordonner l'impression
de mon mémoire dans son *Bulletin officiel.*

La discussion, soutenue pendant un mois
et demi, dépassa les limites ordinaires des
débats académiques. Conduite d'ailleurs avec

toute la prudence et les lumières de l'esprit scientifique, cette controverse a été généralement grave, élevée, sérieuse, digne, en un mot, de figurer avec honneur dans les annales de l'Art et dans celles de l'Académie (1). Chacun s'est dit, en effet, que le temps consacré à ces débats n'était pas perdu, et qu'il devait en rester quelque chose : chacun s'est dit que la vérité finirait par se dégager de ces luttes, où les principes de la science ont été soumis de nouveau à un rigoureux contrôle.

Sans doute l'Académie n'a pu ni dû prendre une résolution pour ou contre le calcul des probabilités appliqué à la médecine, ni formuler un arrêt comme un tribunal ou une Sorbonne. Ce n'est pas là son rôle, ni celui d'aucune Académie. Mais des solutions nouvelles de problèmes toujours renaissans ont été données ; quelques principes anciens et à tort oubliés ont été mis en lumière, des convic-

(1) *Voyez* tous les détails de cette discussion dans le *Bulletin de l'Académie royale de Médecine*, 1837, p. 684 et suiv.

tions sérieuses se sont raffermies ; d'autres se sont ébranlées; et, par voie directe ou indirecte, cette belle discussion aura sans doute modifié la direction générale des idées des médecins qui y ont assisté.

C'est donc en quelque sorte sous le bienveillant patronage de l'Académie que j'ose livrer à la publicité ces quelques feuilles, destinées, dans mon intention première, à être oubliées aussitôt que lues. J'ignore le sort qui attend cet écrit et les idées qu'il renferme; et si la fortune qui les protégea devant l'Académie, les accompagnera devant le public; mais si le suffrage de ce corps savant a pu me faire illusion, on conviendra, du moins, qu'il serait difficile de trouver à cette illusion des motifs plus excusables.

Paris, le 25 juin 1837.

Nota. Par une continuation de sa bienveillance, l'Académie me permit de prendre une seconde fois la parole à la fin des débats. J'ai cru devoir donner à la suite de mon mémoire et sous forme de *notes*, les nouvelles considérations que je présentai dans cette séance, en les rattachant aux passages du texte qui y ont rapport.

MÉMOIRE

SUR LE

CALCUL DES PROBABILITÉS

APPLIQUÉ A LA MÉDECINE.

PREMIÈRE PARTIE.

CRITIQUE DU CALCUL DES PROBABILITÉS EN LUI-MÊME ET DANS SES APPLICATIONS A LA THÉRAPEUTIQUE.

Messieurs, le problème sur lequel l'Académie m'a permis de l'entretenir dans cette séance, n'est ni isolé dans la science ni indifférent pour l'art. C'est la grande question de la certitude en médecine. Sa solution complète exigerait une théorie quelconque de la certitude de nos connaissances en général.

Ce problème intéresse immédiatement la pratique. La bonne ou la mauvaise médecine en dépend; et ce sont les praticiens qui l'ont soulevé. L'Académe, en mettant ce sujet à l'ordre du jour, s'est donné à résoudre à la fois une question de principes et une question de pratique des plus importantes.

Vous le savez, messieurs; il existe actuellement une école qui place les nombres au dessus de toute chose; qui proclame le calcul des probabilités la seule règle de certitude possible en médecine : école où les idées n'apparaissent que sous la forme de chiffres; qui compte, et croit en comptant faire de la véritable science, et pour qui toutes les études thérapeutiques se réduisent à une addition ou à une soustraction bien faite.

Je me plais à le proclamer au début de ce travail : l'intention de cette école est louable; le désir qui la guide, bon en soi; le but qu'elle se propose, utile : les moyens dont elle use nous paraissent seuls défectueux.

Frappée de nos incertitudes, découragée par l'insuccès de nos méthodes rationnelles, lasse des tâtonnemens sans fin, d'une expérience qui toujours recommence, et d'une observation qui n'est jamais complète; toujours au début de la science, et jamais à son terme; cette école s'est avisée d'un moyen nouveau; elle compte les faits, et pense en apprécier la valeur par le nombre; elle additionne, divise et soustrait, et, dans sa naïve sincérité, croit perfectionner l'art et ses procédés.

Je n'ignore pas, messieurs, que la méthode dite *numérique* compte beaucoup de partisans. Mais n'y a-t-il pas aussi un devoir à la combattre pour ceux qui croient qu'en invoquant les mathématiques, la science fait fausse route? Ses adversaires sont plus nombreux encore que ses partisans. Mais nous qui nions l'autorité du grand nombre dans les faits de notre science, nous ne l'invoquerons pas en faveur de notre opinion. La majorité en faveur d'une opinion ne montre pas plus de quel côté est la vérité, qu'à la guerre le nombre des combattans n'indique de quel côté est le bon droit. Nous n'emprunterons donc d'autre autorité dans cet examen que celle des faits et de la raison.

Je me hâte d'ajouter qu'il faudrait une malveillance bien ingénieuse pour trouver ici autre chose qu'une discussion franchement scientifique, entreprise dans le but noble et libéral de chercher la vérité, et conduite avec tous les égards qui sont dus et à la science et à toutes les opinions consciencieuses.

Quel est, messieurs, le fondement dernier de la méthode *statistique*, *numérique*, etc., considérée comme règle de pratique? on vous l'a dit, ce principe est la *probabilité*, en prenant ce mot, non point dans son sens philosophique, mais dans son sens mathématique. Or, vous le savez : la probabilité des mathématiciens (et ce sont les mathématiciens qu'on vous cite surtout comme autorités) n'est guère que la théorie du hasard. Invoquer la probabilité prise dans ce sens, c'est donc invoquer le hasard ; c'est renoncer à toute certitude médicale, à toute règle rationnelle tirée des faits propres de la science; c'est substituer à ce qu'on a appelé jusqu'ici induction, expérience, observation, raisonnement, l'opération mécanique et inflexible du calcul : au lieu de faits à analyser et à comparer, vous n'aurez plus que des chances à calculer; la médecine ne sera plus un art, mais une loterie. Cette méthode n'est donc qu'un coup de désespoir de l'art qui, renonçant pour toujours à savoir pourquoi et comment il agit, s'abandonne au hasard sur la foi d'une arithmétique illusoire. C'est le scepticisme embrassant l'empirisme.

Je pourrais nier d'abord que la probabilité, telle que les mathématiciens ont prétendu la systématiser, soit acceptable autrement que comme une théorie spéculative, analogue à toutes les conceptions des mathématiques pures. Cette théorie pourra être plausible tant qu'elle restera dans le domaine des données hypothétiques qu'elle suppose et sur lesquelles elle opère; car elle n'est alors que le développement d'une hypothèse dont on tire une infinité de conséquences toutes d'une rigueur parfaite, en ce sens qu'elles découlent sans contradiction des données préalablement établies. Une théorie semblable est peut-être possible; mais jusqu'ici elle n'a pu être entièrement établie, même dans ses fondemens purement abstraits et mathématiques.

Ce qui est plus certain, c'est qu'appliquée aux faits réels du monde physique et moral, elle devient ou inutile ou illusoire. Ainsi, pour prendre des exemples, on peut bien dire en général qu'il est probable qu'une pièce de monnaie jetée en l'air quatre fois de suite (en faisant abstraction de toutes les circonstances connues ou inconnues de ce jet), ne présentera pas quatre fois de suite, ou plus rigoureusement parlant encore, trois fois, ni même deux fois, la même face; car, les chances étant égales, nous dit la théorie, il n'y a pas de raison pour que l'une des faces arrive plus souvent que l'autre. Soit; mais de là suivra-t-il que la pièce,

jetée un certain nombre de fois, devra alterna-
tivement présenter chacune de ses faces? serait-
ce là, par hasard, l'événement donné par la
probabilité? Mais il est évident que ce retour
régulier serait lui-même au plus haut point improbable, puisque, toutes les chances étant
supposées égales, aucune d'elles n'a le droit de
se présenter plus souvent que toute autre. Voilà
donc la théorie pure elle-même engagée dans
un abime de difficultés. Comment, en effet,
accorder toutes ces probabilités qui se combat-
tent à armes égales? Il est probable que la pièce
ne donnera pas pile quatre fois de suite : mais
il est probable aussi qu'elle ne donnera pas al-
ternativement pile et tête, probable encore
qu'elle ne donnera pas deux fois tête et deux
fois pile; ni trois fois tête et une fois pile, et
réciproquement, etc. Les résultats de ces quatre jets étant donc également improbables,
quoiqu'une des combinaisons possibles soit nécessairement certaine (car il faut bien qu'une
d'elles se réalise), on demande aux mathématiciens pour qui sera la probabilité.

Si on répond que chacune des improbabilités établit une probabilité en faveur de chacune
des chances contraires, il s'ensuit cette singulière conclusion, que chacune des chances est

en même temps probable et improbable : probable, puisque toutes les chances contraires sont improbables, improbable; puisque toutes les autres sont probables; et les probabilités et les improbabilités étant parfaitement égales, il est clair qu'elles se compensent, c'est-à-dire qu'elles se détruisent. Le résultat net du calcul est zéro. Si on insiste, et qu'on dise que ce résultat lui-même est une vérité mathématique, je l'accorderai, mais en ajoutant que ce résultat n'est qu'une abstraction logique curieuse, mais inutile.

Je ne présente ces exemples que pour montrer que, même dans la spéculation mathématique pure, la théorie dite des probabilités semble renfermer des difficultés et des contradictions logiques peut-être insolubles. Ce qu'il y a de certain, c'est que les mathématiciens qui ont essayé de définir et de systématiser le probable, ne sont pas parvenus encore à se bien entendre, même sur les élémens purement mathématiques de la question, et ce qui le prouve, c'est que des mêmes données ils tirent des conséquences différentes. (Voir d'Alembert, Pascal, etc.) Ce qu'il y a de certain, c'est que, malgré les tentatives des plus fortes têtes mathématiques, telles que Leibnitz, Euler, Trembley,

Lambert, Jacques et Nicolas Bernouilli, tant en Allemagne qu'en Suisse ; Struyk en Hollande ; Young en Angleterre ; Toaldo en Italie ; Desparcieux, Condorcet, Laplace, Lacroix, en France, cette théorie ou cette science en est encore, de l'aveu même de Condorcet, à ses premiers élémens ; que d'Alembert, philosophe et mathématicien à la fois, l'a vigoureusement combattue ; qu'Ancillon le père l'a aussi ébranlée par des raisons très-fortes ; que dès lors, vouloir l'appliquer à la médecine, c'est demander la solution de l'inconnu à ce qui l'est encore davantage, et fonder une science sur une autre qui est elle-même à faire. D'où je tirerai cette première conclusion, que l'appel fait aux mathématiques dans la discussion actuelle, est loin d'être justifié par des raisons même plausibles.

Mais laissons de côté la théorie mathématique des probabilités, et admettons, si l'on veut, qu'elle est possible et même démontrée (1). Je viens à son application aux faits réels. Ici les difficultés sont telles, qu'au dire des mathématiciens, elles équivalent presque à des impossibilités. Ici, en effet, il ne s'agit plus d'établir abstraitement ce qui doit résulter des combinai-

____

(1) Voyez note (A), pag. 113.

sons possibles d'un certain nombre de données définies; il s'agit au contraire d'établir ces données sur les résultats des combinaisons d'événemens réels.

Dans la théorie pure, le calcul des probabilités détermine d'avance les termes sur lesquels il doit opérer. Dans le calcul appliqué aux choses réelles, les termes se posent eux-mêmes en nombre indéfini. La théorie pure est un *à priori* : le calcul réel un *à posteriori*. L'une repose uniquement sur le raisonnement ; l'autre dépend de l'expérience : dans la première, le probable est déduit de ce qui peut arriver, dans la seconde, le probable est déduit de ce qui arrive. Et cette différence, messieurs, est grande. Pour la saisir, prenons encore l'exemple de la pièce de monnaie.

Dans la théorie pure, chaque jet n'est considéré qu'abstraitement, c'est-à-dire comme une pure chance ; et on peut en conséquence se livrer à l'aise à toutes les déductions possibles, sur les combinaisons variées de ces chances en tant que chances. On n'a pas besoin d'expérimenter pour calculer la probabilité de ces combinaisons; on les développe et démontre *à priori*, comme une conséquence de la position même des termes. Dans le calcul appliqué, l'expérience au contraire est la règle de la méthode. La pièce de monnaie n'est plus ici une abstraction mathématique; c'est un corps réel, doué d'une infinité de propriétés diverses; la main qui la jette est aussi une force réelle, l'air qu'elle traverse également, la terre sur laquelle elle tombe également. On ne peut donc déterminer *à priori* quelle est la probabilité du jet de cette pièce : car il est évident qu'il peut y avoir une foule de circonstances intrinsèques et extrinsèques, capables d'influer sur les résultats, etc. Ce qui le prouve, c'est que les résultats recueillis pour les jets de cette pièce, pourraient bien être différens de ceux observés sur une autre : il suffit d'imaginer pour cela quelque différence dans la composition du métal. Il faut donc observer directement cette pièce dans des jets successifs et répétés pour établir expérimentalement la probabilité d'un résultat, et l'improbabilité correspondante du résultat opposé. Quand cette comparaison est faite, et qu'il en résulte que *tête* par exemple retourne manifestement plus souvent que *pile,* on en conclut qu'à l'avenir il en sera de même, parce qu'on suppose qu'il doit y avoir dans la pièce ou hors de la pièce quelque cause secrète qui détermine ce résultat plutôt que l'autre. La probabilité en faveur de tête sera trouvée ainsi par expérience, et s'il s'agissait de parier, on devrait le faire pour cette chance plutôt que pour l'autre.

Mais ici s'élève tout d'abord une première difficulté. Quel nombre de jets ou de coups faut-il pour légitimer une conclusion quelconque? Le calcul commence déjà à se troubler à cette première question. Il faut, dira-t-on, que ce nombre soit suffisant pour mettre à découvert la prédominance d'une certaine chance. Mais dès qu'une prédominance quelconque se sera manifestée, faudra-t-il s'en tenir là et ne pas continuer l'expérience? Si on admet cette nécessité, il s'ensuit qu'après le dixième coup, par exemple, on serait fondé à établir son axiome de probabilité, et cela sans hésiter, si sur ces 10 coups, il y avait 9 *piles* et 1 seule *tête* : car ce serait la même chose que si, sur 100 coups, il y avait 10 têtes et 90 piles, ou sur 1000 coups, 900 têtes et 100 piles, et ainsi de suite ; ce serait toujours une différence de 9 à 1, différence énorme, qui donnerait infailliblement gain de cause à la chance ainsi favorisée. Mais il n'est pas moins vrai qu'il eût été très-possible qu'après le dixième coup pile eût repris l'avantage, et qu'au bout de 20 coups,

les chances eussent été parfaitement égalisées ;
et alors il y aurait eu égalité de probabilités,
c'est-à-dire une probabilité nulle. Ces suppositions et autres semblables forment tout autant
d'objections dont les probabilistes n'ont jamais
pu se tirer que par des subterfuges inadmissibles
dans leur point de vue.

La *répétition*, disent-ils encore, prouve et
marque la prédominance d'une cause cachée,
et qu'on ne pourrait connaître autrement. Si
la pièce donnait toujours la même face, il s'en-
suivrait évidemment que la cause de ce résultat invariable devrait être invariable aussi, et
tenir, par exemple, ou à l'habileté du joueur
ou à la composition de la pièce : c'est juste,
mais ici nous sortons de la probabilité proprement dite ; et je réponds en outre que, dans ce
cas, le nombre déterminé d'expériences est
inutile, que 100 millions de jets ne prouvent
pas plus que 100 jets ; et que le calcul des probabilités n'a jamais donné ni pu donner un résultat de ce genre. La probabilité suppose, au
contraire, la variabilité des chances ; quand il
n'y en a qu'une, le calcul devient inutile.
Dans le cas supposé, la relation de la cause
à l'effet étant connue, on a le *certain*, et
non plus le probable ; car la probabilité, dans

aucun cas, ne peut engendrer que la probabilité.

C'est qu'en effet, messieurs, le nombre des
répétitions d'un fait ne prouve rien en soi,
pour ou contre la répétition future de ce fait.
La répétition n'a une valeur qu'autant qu'elle
est supposée indiquer la permanence d'une
cause. Mais cette induction n'est pas un résultat pur du calcul, elle est étrangère au calcul
lui-même. C'est une conclusion philosophique
et non mathématique; car les mathématiques
ne savent rien des *causes*, et ne s'en occupent
pas; elles se bornent à calculer les effets, non
point comme effets, mais comme simples phénomènes se succédant dans un certain ordre,
et ne les considèrent que comme des quantités.
Aussi, le calcul des probabilités mathématiques, à quelque objet qu'il s'applique, soit à
l'estimation de la durée de la vie humaine, soit
aux jeux de hasard, aux tontines, à l'économie
politique, à la force et à la valeur des témoignages, etc., etc., prend pour base le fait ac-
compli, et ne va pas plus loin. Ce qui est arrivé
arrivera encore, parce que cela est arrivé déjà;
et la probabilité de la réapparition du même
événement est en raison directe du nombre ac-
compli de ses répétitions. Plus il s'est répété,

plus il est probable qu'il se répétera. Tel est le principe du calcul des probabilités. Il ne s'occupe ni de la cause des événemens, ni de leurs circonstances, conditions et dépendances réelles, mais seulement de leur nombre. Mais comme le calcul ne donne que ce qu'on y a mis, il ne donne aussi en définitive que des rapports de nombres et de quantités. Sur 1000 vaisseaux expédiés cette année, vous dit-il, il est probable que 100 périront, soit; mais si je m'embarque, à quoi me servira cette connaissance? Le vaisseau que je monte périra-t-il ou non? Le calcul ne me dit rien sur ce point essentiel. Ce que j'ai de mieux à faire alors, c'est d'examiner le navire, de m'assurer s'il est neuf ou vieux, si l'équipage est expérimenté, si le capitaine sait son métier; si la saison est bonne ou mauvaise, si la mer qu'on traversera est dangereuse; et de l'appréciation de toutes ces circonstances et d'une foule d'autres encore, je conclurai que je dois ou que je ne dois pas m'embarquer. Les mathématiciens feraient de même en cas pareil; car ils avouent que le calcul ne peut servir à prévoir un événement déterminé, mais seulement à établir la probabilité d'une certaine proportion numérique entre deux classes d'événemens possibles. Mais c'est précisément ce qui fait qu'il est complétement inutile en médecine.

On trouve dans Laplace un passage bien curieux sous le point de vue que nous examinons.

« En faisant remonter la plus ancienne
» époque de l'histoire à cinq mille ans ou
» à 1,826,213 jours ; et le soleil s'étant levé
» constamment dans cet intervalle, à chaque
» révolution de vingt-quatre heures ; il y
» a 1,826,214 à parier contre un qu'il se levera
» encore demain.

» Mais ce nombre est incomparablement plus
» fort (ajoute-t-il), pour celui qui, connaissant
» par l'ensemble des phénomènes, le principe
» régulateur des jours et des saisons, voit que
» rien dans le moment actuel ne peut en arrêter
» le cours. » (1)

Voilà donc un autre principe que celui du nombre adopté par le plus illustre des promoteurs de cette méthode, et cela dans l'appréciation d'un fait où la probabilité de l'événement équivaut presque, selon lui, à la certitude.

Pour Laplace donc, la répétition pure et simple d'un fait est un argument relativement nul, comparé à celui qu'on déduit de la nature

______

(1) *Essai philosophique sur les probabilités,* pag. 23.

du fait lui-même et de la connaissance des causes.

J'observe, en outre, que dans ce passage, Laplace s'abuse en disant que, pour celui qui connaît la mécanique céleste, le *nombre* des probabilités du lever du soleil est bien plus considérable, que pour celui qui se contente de déduire dans l'avenir cette probabilité de la répétition constante du passé. Ici, en effet, la preuve n'est plus de la même nature. Il n'y a plus probabilité dans le sens mathématique du terme, mais certitude; ce n'est pas une probabilité ajoutée à des probabilités, car si cela était, il faudrait pouvoir calculer cette probabilité nouvelle, et ce calcul est impossible, puisqu'on n'en pourrait chercher la base que dans la volonté du créateur, laquelle échappe à toutes les hypothèses. Laplace dit que le *nombre* des *probabilités est incomparablement plus fort*; mais il ne détermine pas ce nombre, il n'y a pas même songé. Cette nouvelle conclusion ne saurait donc être assimilée à la première; et la probabilité mathématique fait place ici à une *science* d'un tout autre ordre. Dès qu'on connaît la cause et la loi d'un fait, on sait qu'il se répétera, non parce qu'il s'est répété tant et tant de fois, mais parce qu'il *doit* se répéter; ce qui est bien différent. Si on dit que cette loi et cette cause pourraient changer et qu'en conséquence le fait lui-même n'est que *probable*, je l'accorde ; mais je défie qu'on puisse en aucune manière calculer cette probabilité, et une probabilité qui n'est pas *calculable*, n'existe pas mathématiquement parlant. C'est un mot vide de sens.

Je ferai une dernière remarque sur ce passage important. La probabilité du lever du soleil de demain est comme 1,826,214 est à 1. Ce résultat est uniquement fondé sur le fait de la répétition antérieure et non interrompue de 1,826,213 apparitions de cet astre. La répétition du fait est donc ici la seule base de la probabilité. Eh bien ! dans d'autres cas, la répétition du même événement, au dire des probabilistes, établit une probabilité contraire. Si par exemple il pleuvait dix jours de suite sans interruption, il serait au plus haut point improbable qu'il plût encore les jours suivans, et plus il pleuvrait, plus l'improbabilité du retour de la pluie serait augmentée. C'est là une des contradictions impliquées dans la théorie des probabilités, dont nous parlions au commencement, et que les mathématiciens ne parviennent à faire disparaître qu'en introduisant dans leur système des considérations physiques ou métaphysiques tout-à-fait étrangères au calcul (1).

Je demande pardon à l'Académie de ces détails un peu trop techniques et abstraits; mais il ne dépendait pas de moi de placer la question ailleurs; j'ai dû prendre la théorie telle qu'on l'a faite. L'Académie va voir pourtant que toutes les considérations qui précèdent sont directement applicables à la question thérapeutique.

La probabilité de la thérapeutique s'établit, messieurs, de la même manière; là aussi on jette des pièces en l'air, et on remarque ce qui arrive le plus souvent, pour prévoir ce qui arrivera le plus souvent ensuite. Mais ici aussi, comme dans le jet des pièces, les probabilités se livrent un combat mortel, aux applaudissemens du scepticisme.

Je prends pour exemple les faits mêmes de statistique qui ont donné lieu aux discussions de l'Académie.

Les purgatifs *coup sur coup* sont probables dans la proportion de 9 à 1 chez M. De Larroque; de 7 à 1 chez M. Piédagnel; de 6 à 1 chez M. Louis; de 6 à 1 chez M. Andral. Chez M. Husson, la probabilité est certitude; car elle est de 8 à 8.

(1) Voyez note (B), pag. 114.

Venons aux saignées : elles sont probables de 17 à 1 chez M. Bouillaud; probables ou improbables comme o chez M. Louis; probables comme 4 à 1 chez M. Andral. Et toutes ces probabilités varient dans chaque hôpital, à chaque série des expériences et à chaque moment de chaque série des expériences. Le chiffre subit à chaque nouvelle série une hausse ou une baisse que la probabilité est forcée de suivre; le probable d'aujourd'hui sera demain l'improbable, et réciproquement.

Hélas! messieurs, que faire de toutes ces probabilités en conflit, et comment les accorder? Et il faut bien les accorder, car elles ont toutes un droit égal (1).

De tous ces plus et moins, déduirez-vous une moyenne? Mais cette probabilité générale détruira peut-être la plupart des probabilités particulières. La probabilité de M. Louis n'a pourtant rien à faire avec la probabilité de M. Bouillaud; chacune d'elles a été légitimement obtenue, et chacune doit avoir raison quand il y aura véritable *indication* pour saigner coup sur coup, ou pour ne pas saigner du tout. D'ailleurs, chacune de ces méthodes conteste le résultat des autres, et fait intervenir dans l'ap-

(1) Voyez note (C), pag. 121.

préciation des faits une multitude de circonstances qui ont besoin elles-mêmes d'être soumises à la *probabilité*. Tous ces hôpitaux sont-ils également salubres? Tous ces praticiens sont-ils également exacts? Tous les malades étaient-ils dans les mêmes conditions? Ont-ils été traités tous dans la même saison de l'année? etc. Et si l'expérience de quelques jours établit une probabilité, il est à présumer aussi que l'opinion des *siècles passés* a la sienne; et probabilité pour probabilité, celle qui se présenterait avec le constant témoignage de vingt-deux siècles ne vaudrait-elle pas mieux que celle de quelques années? Voyez donc, messieurs, quelle prodigieuse quantité d'élémens nouveaux entrent dans le calcul et l'envahissent de toutes parts! Essayez, même par l'imagination, d'en mesurer les difficultés, et vous reculerez épouvantés!

Le plus clair résultat des conclusions de chiffres que nous avons entendu faire, est l'affirmation de probabilités égales, ou si vous le voulez, d'improbabilités égales pour toute espèce de traitement dans les fièvres graves, la pneumonie, etc.; ce qui revient à affirmer ou à nier indifféremment l'efficacité de chacun d'eux.

Qu'est venu vous dire votre célèbre rapporteur (1) chargé par vous d'examiner ces prétentions rivales et de les vérifier lui-même ? Qu'il ne fallait rien conclure, et attendre de nouveaux faits, soit ; mais quand ils seront venus, ces nouveaux faits, si vous ne faites que les ajouter aux autres, et en extraire perpétuellement une *moyenne*, vous serez perpétuellement réduits à la même incertitude.

Je me crois en droit de conclure, messieurs, d'après ces considérations : Qu'examiné en principe, le calcul des probabilités est trop obscur encore, pour inspirer aucune confiance ;

»Que le calcul des probabilités, appliqué aux phénomènes réels de la nature, n'a conduit jusqu'ici et peut-être ne peut conduire qu'à des solutions ou nuisibles, ou insuffisantes, ou trompeuses ;

Qu'enfin son importation en médecine est anti-scientifique, abolissant, comme il le fait, la véritable observation ; et substituant à l'action de l'esprit et au génie individuel de l'artiste, une routine uniforme, aveugle et mécanique.

(1) M. le professeur Andral. (*Bulletin de l'Académie royale de Médecine*, 1837, p. 502.)

Passons maintenant à des considérations plus immédiatement liées à la médecine pratique.

La probabilité n'est en quelque sorte que le substitut de la certitude ; elle doit être bien forte pour remplir ses fonctions avec quelque apparence de raison et de succès. Aussi les majorités et le nombre préoccupent-ils exclusivement les probabilistes ; de là, leur dédain forcé pour les minorités, qui sont pourtant des faits légitimes. Vous prétendez en finir avec les méthodes de traitement rivales, en comptant de côté et d'autre les guéris et les morts. Vous avez vingt cas favorables à une de ces méthodes et dix de contraires. Que faites-vous de ces derniers ? en tiendrez-vous compte, ou, dédaignant leur minorité, condamnerez-vous à mourir les malades placés par malheur dans cette fâcheuse catégorie ? Je ne vois accorder quelque attention dans les statistiques qu'aux faits en majorité. Mais la *minorité*, messieurs, est aussi un fait ; et la science aussi bien que la conscience nous font une loi d'en tenir compte.

Ces faits en minorité, ou vous en faites cas, ou vous les dédaignez. Voyons les conséquences de cette double hypothèse. Si vous les étudiez, vous êtes forcé de les voir comme différant des faits de la majorité. Le traitement étant commun et identique dans vos expériences, les malades qui meurent doivent différer en effet de ceux qui guérissent; la différence du résultat de la méthode implique une différence dans les sujets auxquels elle a été appliquée. Dès lors, la loi de la majorité n'a aucune autorité sur ces faits réfractaires; vous êtes obligés de leur appliquer une mesure qui leur convienne, et, dans ce cas, votre pratique est contradictoire avec vos principes. Si, au contraire, vous les dédaignez, vous condamnez forcément à la mort et *à priori* une partie de vos malades, sans même chercher à les sauver. Votre principe vous interdit cette recherche des applications individuelles : car le problème des numéristes n'est pas de guérir tel ou tel malade, mais d'en guérir le plus possible sur un total déterminé. Or ce problème est essentiellement anti-médical. Vous faites ainsi de la science par quart, par tiers, par cinquième, vous souciant peu du reste.

Je ne les condamne ni ne les néglige, direz-vous; mais je leur applique une méthode qui a plus de probabilités en sa faveur qu'une autre. Je trouve ces cas semblables aux autres, et dans le traitement, je les confonds. Mais ils

ne sont pas semblables, puisque le même trai.
tement échoue dans les uns et réussit dans les
autres : car rien de dissemblable comme des
maladies qu'un même moyen guérit ou aggrave.
Cherchez donc le secret de cette dissemblance
ailleurs que dans les chiffres; cherchez-le dans
l'étude des faits mêmes, et vous verrez que dans
ces 10 cas de minorité, quelques uns guérissent
par un traitement, d'autres par un traitement
différent. Qui vous dit, en effet, que ces 10 cas
de minorité, que votre *moyenne* est obligée de
négliger, n'auraient pas figuré dans le tableau
des guérisons, si, traités par une autre méthode, on avait eu plus à cœur de guérir individuellement chaque malade, que d'en guérir
seulement tant sur tant? Qui vous dit que, si
parmi ces 10 cas soumis à une méthode différente, il y en avait eu encore 4 ou 5 de réfractaires, ils n'eussent pas cédé à un troisième
mode de traitement plus approprié à leur nature? Et pour rendre ces raisons plus faciles à
saisir, qui vous assure que la minorité que les
saignées *coup sur coup* ne guérissent point, ne
l'aurait pas été par les purgatifs *coup sur coup?*
ou que la *minorité* à qui cette dernière méthode
n'a pas évité la mort, n'aurait pas trouvé son
salut dans les saignées à haute dose? et qu'enfin

les cas réfractaires à ces deux méthodes; et à d'autres encore, auraient également résisté à l'expectation pure et simple? Qui vous dit que la minorité de M. De Larroque n'aurait pas été guérie par le traitement de la majorité de M. Bouillaud, et la minorité de ce professeur, par la majorité de M. Chomel, ou de M. Louis? et que chaque minorité n'aurait pas trouvé ainsi son salut dans le traitement des majorités des méthodes opposées, et réciproquement? Qu'est-ce qui nous prouve donc, même en admettant par hypothèse que les succès de ces différentes méthodes reviennent de droit à l'art, que les insuccès de chacune n'auraient pu se convertir en triomphes par des méthodes différentes; et qu'au lieu d'une probabilité trompeuse, nous n'aurions pas obtenu une certitude absolue, puisqu'à la place des majorités nous aurions unanimité de guérisons, et accord de témoignages?

Or, messieurs, c'est là le travail entier de la science à travers les temps : travail lent, il est vrai, retardé par les insuccès, rempli de faux pas, d'inductions hasardées et hypothétiques; mais travail sensé et productif, qui, n'excluant aucune analogie ni aucune différence, arrive à des généralisations légitimes. C'est ainsi et non autrement que les siècles comptent, additionnent et font des chiffres.

Nous venons de parler des faits de la *minorité* que le calcul des probabilités néglige.
Parlons maintenant de ceux de la *majorité* elle-
même.

A l'aide de 1,000, de 10,000, de 100,000
cas (plus le nombre sera grand, plus la considération que je vais présenter aura de force),
vous êtes parvenu, le calcul des probabilités en
main, à établir une moyenne, c'est-à-dire,
d'après vous, un *principe* de pratique. L'occasion de l'appliquer ne se fait pas attendre, et
quelques faits analogues à ceux dont vous avez
déduit votre règle, s'effrent à l'observation. Il
va sans dire que le traitement appliqué sera le
même. Mais les premiers malades traités meurent; 4, 5, 6, 8, 10 insuccès se succèdent.
Cependant, les maladies continuant à avoir la
même physionomie que celles dont vous avez
tiré votre *probabilité*, vous continuez ce traitement *probable*, et les malades continuent aussi à
mourir sous l'influence d'un traitement qui en
a sauvé en t mille autres.

Que ferez-vous en présence de cette terrible
nécessité? Voici, selon vos doctrines, la marche
imperturbable que vous aurez à suivre. Vous

aurez à continuer le même traitement, meur-
trier peut-être, mais déduit mathématiquement
des chiffres, et jusqu'à nouvel ordre *probable-*
ment légitime, jusqu'à ce que le nombre des
décès s'élève au niveau des guérisons; jusqu'à
ce qu'enfin votre probabilité soit détruite
par une probabilité égale ou contraire : il
faut, en effet, que votre ancienne majorité de
100,000 malades guéris par tel traitement ,
devienne minorité, pour perdre le droit de diriger la pratique. Il faut donc un certain nombre de milliers de victimes pour ébranler la
probabilité précédemment obtenue, et modifier
votre conduite thérapeutique. Mais non ; vous
n'aurez pas le courage de cette logique, et au bout
de quelques insuccès, je défie que le numériste
le plus systématique passe outre. Et ne niez pas
nos conclusions; car elles se trouvent renfer-
mées dans vos prémisses : c'est là, que vous le
sachiez ou non, la conséquence irrésistible de
votre principe. Vous ne pouvez en sortir que
par une contradiction. Ne dites pas que nos
suppositions sont imaginaires, gratuites; n'est-
ce pas là l'aveu que M. Andral, avec une can-
deur tout hippocratique, est venu vous faire,
messieurs, lorsque, voulant essayer quelques
méthodes absolues, il a, dit-il, reculé d'effroi!

Il a donc bien fallu qu'il abandonnât la probabilité des autres pour la sienne propre, et qu'il
s'arrêtât dans un chemin où les chiffres seuls
conduisaient à un abîme.

Si le grand Sydenham s'était laissé conduire
par la méthode des chiffres, il n'aurait pas légué
à la postérité ces admirables et fidèles descriptions des variétés et nuances des maladies
épidémiques, qui sont sa principale gloire.
Guidé par les succès d'une année, il aurait
appliqué à une autre épidémie de fièvres continues, de dysenteries, etc., extérieurement semblables, le traitement qui avait numériquement
le mieux réussi dans les précédentes; mais alors
il n'aurait pas confessé qu'il s'était fait élève en
présence de chaque épidémie, et, avec la sincérité de moins, nous n'aurions pas à admirer en
lui, ces tâtonnemens sagaces, ces inductions dé-
liées, ces analyses savantes et délicates, par lesquelles il parvenait à différencier la nature des
cas et par suite leur traitement.

Sans les mépriser, messieurs, méfions-nous
toujours des *majorités*. Elles ont donné raison
pendant des siècles à Ptolomée contre Copernic,
aux inquisiteurs de Rome contre Galilée, aux
tourbillons de Descartes contre l'attraction new-
tonienne. La majorité n'a manqué à aucune

erreur en médecine; elle a prêté main-forte à toutes les iniquités et à tous les abus de pouvoir; elle n'a fait faute à aucun des préjugés qui ont obscurci la raison ou altéré le sens moral des peuples.

Je conclus de tout ceci, messieurs, que dans toutes les suppositions possibles, dans celles de la minorité comme dans celles de la majorité, le calcul des probabilités ne peut que corrompre la thérapeutique.

Mais allons plus avant et poussons ces objections dans une direction nouvelle.

Un nouveau cas se présente; qu'en faites-vous? Je m'informe, dit-on, de sa nature; j'examine s'il rentre dans telle ou telle catégorie, pour lui appliquer telle ou telle méthode thérapeutique, c'est-à-dire que tous les chiffres possibles ne vous épargnent pas l'étude du fait nouveau que vous avez sous les yeux, c'est-à-dire, encore, qu'obligés de comparer ce fait à tous les faits passés, en grand comme en petit nombre, vous avez à le distinguer de tous les autres, et à le classer d'abord dans une case du cadre nosologique. Dans ce premier travail dont résulte une première indication générale, les chiffres ne servent à rien. Vous ne vous servez que de la raison de tout le monde. Si ce fait diffère, par des traits particuliers, de tous ceux que vous avez vus jusque-là, même les plus analogues (et c'est presque toujours ainsi), vous êtes forcés de le considérer comme une individualité dont il faudra tenir compte dans l'application du traitement. Cette individualité vous donne une indication *spéciale* qu'il faut remplir, et pour la remplir, vos chiffres sont inutiles; car ils ont été fournis par des malades autres que celui qui est devant vous. Que faites-vous alors? vous faites comme tous les praticiens; vous essayez, vous tâtonnez, vous inventez, vous faites de l'art, en un mot, suivant vos inspirations.

Ce qui nous importe en thérapeutique, c'est, avant tout, de savoir dans quel cas un agent guérit, et, s'il se peut, comment il guérit, c'est-à-dire quelles sont les conditions et les circonstances de la guérison. Ceci nous intéresse autrement que de savoir le nombre de fois qu'il a guéri. Ce nombre ne m'apprend rien devant un nouveau fait: car s'il a guéri souvent, il a aussi échoué souvent; et je ne dois pas attendre le résultat pour savoir si le fait nouveau est dans la catégorie de ceux qui guérissent ou ne guérissent pas. Je dois le savoir avant, c'est là le but même de l'art. Les conclusions statis-

tiques ne dispensent donc pas de l'étude spéciale des cas nouveaux, et, cette étude une
fois faite, elles n'indiquent pas davantage comment il faut agir. Si je sais qu'une fièvre intermittente que j'ai sous les yeux est de celles qui
réclament impérieusement l'emploi du quinquina, ou bien de celles dites printanières qui
disparaissent d'elles-mêmes après quelques accès, cette connaissance me suffit. Cette première
distinction, aidée des distinctions ultérieures
que je pourrai faire par l'observation individuelle du malade, me fournira une légitime règle
de conduite. Mais la proportion du nombre de
ces deux sortes de fièvres m'est parfaitement
indifférente. Que m'importe de savoir que le
nombre des intermittentes à traiter par le quinquina est double, triple, quadruple du nombre
de celles qu'on peut abandonner à la nature ?
Cette connaissance peut être plus ou moins curieuse ; mais en thérapeutique, elle ne saurait
jamais être utile, et bien moins indispensable.

Il a suffi à Rœderer et Wagler d'ouvrir treize
cadavres dans l'épidémie de Gottingue, pour
poser les bases de la doctrine anatomo-patho-
logique des fièvres muqueuses ; et les deux
mille faits environ dans lesquels M. Louis a vu
coïncider l'hémoptysie avec les tubercules pul-

monaires, n'ont pas suffi pour convaincre vos commissaires, qui proclament hautement qu'un plus grand nombre de faits négatifs détruisent heureusement la probabilité de cette conclusion terrible.

Mais cette méthode, messieurs, ayant à cœur de refaire toute la science, plaçons-nous avec elle au berceau de cet enfantement laborieux, et, oubliant l'expérience des siècles, croyons-nous pour un instant les premiers observateurs sur la terre. C'est l'empirisme le plus pur que nous allons pratiquer. En voulez-vous la preuve? lisez avec moi ces quelques lignes. La contre-vérité à laquelle nous allons arriver, toute forte qu'elle est, n'aura pas l'air d'une satire déguisée, je l'espère.

« Que dans une épidémie quelconque, cinq
» cents madades pris indistinctement parmi
» ceux qui ont été atteints de la maladie régnante,
» aient été soumis à une espèce de traitement ;
» que cinq cents autres pris de la même manière,
» aient suivi un traitement différent : ne devra-
» t-on pas conclure, s'il est mort un plus grand
» nombre de malades parmi les premiers que
» parmi les seconds, que le traitement des pre-
» miers était inférieur à celui des autres? On le
» devra nécessairement : parce que, sur un

»groupe de sujets aussi considérable , des cir-
» constances semblables se seront nécessairement
» rencontrées; et tout étant égal de part et d'au-
» tre , à part le traitement , la conclusion sera
» rigoureuse (1). »

Analysons , messieurs , ces quelques lignes :

1° Prendre indistinctement les malades ; c'est-
à-dire que , pour M. Louis , la maladie est
tout , le malade rien , et toutes les différences
qui le caractérisent , peu de chose ; de simples
irrégularités qu'on peut négliger dans le calcul.

2° Le traitement sera *identique* sur des malades pris *indistinctement :* c'est-à-dire, qu'aux cas
les plus dissemblables , mais extérieurement
analogues, on fera l'application du même moyen;
ce qui revient, comme nous le verrons plus bas,
à l'oubli de l'indication et à la préoccupation
exclusive de la médication.

3° De ces deux principes combinés , il faut
déduire cette conclusion: que le traitement qui
compte le plus grand nombre de guérisons est
le plus convenable ; et on le devra nécessairement, dit-on : parce que , sur un groupe de

____

(1) M. Louis , *Recherches sur les effets de la saignée dans
quelques maladies inflammatoires.* Paris , 1835 , in-8 ,
p. 75.

sujets aussi considérable, des circonstances semblables se seront nécessairement montrées.

Ce raisonnement revient à celui-ci :

Je ne puis maîtriser la nature, je me livre au hasard ; le hasard me donnera ce qu'il serait fort difficile d'obtenir par l'étude. Je ferai une règle que j'appliquerai partout, dans la difficulté de trouver individuellement les cas où elle serait applicable. Ne pouvant qu'à force de labeur distinguer ces cas, je vais les confondre pour que la fortune fasse le reste. Et vous, M. Louis, qui daignez accuser de paresse les observateurs qui croient inutile de compter les soupirs des malades et de noter le nombre de fois qu'ils se retournent dans leur lit, vous, plus que qui que ce soit, méritez ce reproche ; car rien ne coûte moins que de dire : 5oo malades d'un côté, 5oo de l'autre, deux traitemens opposés, comptez : voilà la science.

Convenons-en, messieurs, ce qui coûte labeur et peine, c'est d'exercer son intelligence à suivre toutes les sinuosités, tous les détours des faits ; à démêler chaque influence au milieu de toutes les influences, et à rassembler les élémens d'un jugement difficile, faillible, mais souvent certain.

Mais comment faire? direz-vous. Comme on

a fait jusqu'ici. Imitez la science dans sa marche à travers les âges ; elle ne rassemble pas tout
à coup les faits analogues ; mais, par une syn-
thèse lente, inégale et variée, quoique continue
et sûre, elle finit par fondre ensemble les faits
que le temps et les distances ont séparés, et
prépare ainsi ces générlisaations larges, vastes,
compréhensives, d'où sortent avec le temps les
croyances médicales.

D'ailleurs, quelle est la garantie de ce hasard
auquel vous vous livrez ?

Avant d'agir, qui vous dit que les *circonstances seront semblables ?* et qui vous dit surtout
que, semblables dans un groupe, elles le seront encore dans celui qui doit servir de contre-
épreuve? car, pour que la conclusion fût tant
soit peu légitime, il faudrait que les circonstances semblables, le fussent proportionnellement
dans les deux groupes antagonistes.

Or vous ne possédez pas cette connaissance
avant d'agir ; la possédez-vous après? Moins
encore.

Cette manière d'observer pourrait bien, en
effet, vous faire arriver à des conclusions opposées. Il serait possible que les circonstances
plus favorables à un traitement dans un groupe,
eussent été contraires par cela seul dans l'au-

tre au même traitement; de là, les insuccès des traitemens opposés, et le rejet de tous. Ceci mérite d'être éclairci par un exemple.

Supposez que, dans un de vos groupes de 500 pneumoniques, il y ait 400 pneumonies bilieuses de Stoll, et seulement 100 pneumonies inflammatoires : vous ordonnez la saignée à tous; les 400 malades s'aggravent, et la saignée est bannie du traitement; car elle n'a servi qu'à la guérison de 100 malades; et 400 morts valent mieux que 100 guérisons.

Venons à l'autre groupe.

Vous avez dans celui-ci 400 pneumonies inflammatoires franches, et 100 pneumonies bilieuses. Ici c'est l'émétique qui est prescrit à tout l'hôpital; mais il aggrave l'état de la majorité de vos malades. Il est condamné sans ressource. Voilà donc la saignée et l'émétique également bannis de la thérapeutique; et cette proscription sera légitime, car les chiffres ont parlé, et l'autorité en est irrécusable.

Et ne nous dites pas que vous auriez d'avance distingué les pneumonies où il fallait saigner, de celles où il fallait faire vomir; car c'est justement pour trouver cette *inconnue*, que vous expérimentez en aveugle; aussi me suis-je placé avec vous, tout au début de l'art, et à ce premier pas de l'empirisme, où toute méthode est indifférente, parce qu'on les cherche toutes. Mais vous avez la prétention de refaire la science *ab imis fundamentis;* en voilà les conséquences.

Quelle singulière coïncidence, messieurs, et que notre effroi doit s'accroître, quand nous voyons l'histoire réaliser de tout point nos suppositions? car ce rejet absolu de toutes les méthodes a eu lieu, même pour l'emploi des spécifiques, lorsqu'au début de leur découverte, mal appréciés encore, on s'en est servi comme au hasard. Quand, au seizième siècle, Béranger de Carpi eut trouvé dans le mercure un spécifique de la syphilis, il ne faut pas croire que ce moyen guérissait tout le monde. Les immenses richesses qu'au rapport de Fallope il procura à son inventeur, étaient sans doute le fruit de ses nombreuses cures; mais l'expérience ne tarda pas à démontrer que l'administration du mercure était fréquemment suivie d'accidens mortels; que plus souvent encore elle échouait complétement. Le mercure commença donc à être calomnié. Ulrich de Hutten fut un de ses premiers adversaires. Il dit, dans son livre de l'emploi du gaïac, que, sur *cent* malades, à peine le mercure en guérissait-il *un* ; encore éprouvait-il presque toujours des rechutes. Il donne une longue liste des exemples funestes de son emploi.

Au rapport de Gaspard Torella, le cardinal de Segorbe, Alphonse Borgia son frère, et une infinité d'autres malades, périrent misérablement par les effets du mercure.

Voilà donc le mercure proscrit, et un nouveau remède qui s'élève : c'est le gaïac, qui, après quelques années de vogue, tombera bientôt dans le discrédit du premier. Ulrich de Hutten fut le premier à l'employer sur lui-même, contre une affection syphilitique qui durait depuis neuf ans, et que le mercure, pris onze fois en frictions, n'avait pu faire disparaître.

Nicolas Poll, médecin de Charles-Quint, rapporte que *trois mille* malades désespérés furent guéris presque à la fois par l'usage de la décoction de gaïac.

Mais voyez Mathiole élever bien des doutes sur l'utilité de ce bois sudorifique, au point qu'une quinzaine d'années après sa découverte, vers 1530, il était rejeté de la pratique, de l'avis unanime de toutes les Facultés d'Europe.

Vint alors le tour de la salsepareille, qui

éprouva, comme le mercure et le gaïac, les mêmes vicissitudes.

Pareille chose est arrivée à l'ipécacuanha , si inefficace à sa première apparition, entre les mains de Chirac, et si bien utilisé plus tard par Zimmermann, dans a dysenterie.

Vers le milieu du seizième siècle, un arrêt du parlement interdit l'usage médicinal de l'antimoine; et il fallut un siècle entier pour que, en 1666 , un autre arrêt permît aux médecins de s' n servir. Vous savez que Guy-Patin n'aimait pas plus l'*antimoine* que le cardinal Mazarin , le cardinal Mazarin que les jésuites, et que son *Martyrologe* de l'émétique , comme il l'appelait, n'était qu'une *statistique* des cas funestes.

Et pourquoi, messieurs, toutes ces proscriptions des moyens les plus héroïques?

Parce qu'ignorant alors les conditions de leur emploi, de leur indication, on les appliquait empiriquement à tous les cas; parce qu'on voulait à chaque maladie un remède, aussi absolu, aussi uniforme que la maladie elle-même; et que, par un empirisme inconsidéré, excusable à certaines époques de l'art, mais impardonnable à d'autres, on se proposait partout la recherche des spécifiques, c'est-à-dire des moyens directs, absolus de guérison, et non l'étude des circonstances pathologiques de la guérison elle-même.

Or qu'a fait la science depuis ces époques? A travers l'enthousiasme ou la proscription, elle a saisi les indications et les contre-indications de ces moyens héroïques; et, par un éclectisme d'instinct, que le temps seul a amené (car rien d'éclectique comme le temps), elle est arrivée à les concevoir parfaitement, à les varier, à n'en négliger aucun, et à les employer tous.

Nous n'avons, grâces à Dieu, à craindre à cette heure, messieurs, ni les arrêts du parlement, ni le sort de Paulmier chassé ignominieusement de la Faculté pour n'avoir pas obtempéré à l'arrêt; mais les disputes de Jean Riolan et de Duchesne peuvent se reproduire, et si une idée juste de la nature de notre art et de l'esprit de notre science peut les faire éviter, ce sera, croyez-le bien, autant de gagné pour l'un et pour l'autre.

DEUXIÈME PARTIE.

PARALLÈLE ENTRE LES PROCÉDÉS ET LES RÉSULTATS DE
LA MÉTHODE NUMÉRIQUE ET DE LA MÉTHODE INDUC-
TIVE.

L'induction est à peu près le seul procédé
de raisonnement employé dans toutes les sciences fondées uniquement sur l'observation et
l'expérience, telles que les sciences naturelles,
et en particulier la médecine. Là où on ne peut
démontrer on ne peut qu'*induire*. Tous les phi-
losophes sont d'accord sur ce point. Bâcon et
bien d'autres avant et après lui, ont tracé des
règles propres à diriger l'esprit dans l'emploi de
ce procédé, qui consiste à extraire des vérités
générales, de l'observation des faits particuliers,
à découvrir l'ordre et les lois des phénomènes,
soit physiques, soit moraux, qui nous sont ré-
vélés isolément par l'expérience. Jusqu'ici ces
règles, fondées sur le bon sens, avaient paru
suffire à notre science ; c'est par elles qu'ont

été acquises toutes les vérités médicales que nous possédons. Aujourd'hui pourtant on les déclare insuffisantes. L'*induction* telle qu'elle a été pratiquée par Aristote, par Hippocrate, par Sydenham, par Cuvier, par Haller, par Bichat, est accusée de stérilité, d'impuissance et d'erreur. On prétend lui substituer un nouvel instrument à la fois plus délicat et plus exact. Cet instrument est le calcul, c'est-à-dire ce qu'on appelle la *méthode numérique.* C'est la valeur comparative de ces deux instrumens que je me propose d'examiner.

Je sais qu'on conteste que la question puisse être posée de cette manière. Les numéristes nient qu'ils veuillent proscrire l'induction, et ils prétendent même que leur méthode n'est qu'un moyen de rendre ce procédé plus parfait et plus sûr en lui donnant une meilleure base. Néanmoins, comme il ne s'agit pas de savoir ce qu'ils prétendent, mais d'examiner ce qu'ils font, je prouverai d'une part que leur système est destructif de la véritable méthode inductive, si on l'applique avec rigueur et conséquence; et de l'autre, qu'il est complétement inutile et illusoire si on ne lui donne qu'un rôle accessoire et subordonné. Ainsi donc, en opposant la *méthode numérique* et *l'induction*, je ne prétends pas dire que les numéristes n'induisent pas , mais seulement que cette méthode ne remplit aucune des conditions du véritable procédé inductif, et c'est en ce sens qu'il faut entendre tout ce qui suit.

L'induction ne réunit les faits que par leurs qualités communes, seules comparables, en leur laissant pourtant les traits *spéciaux* qui les individualisent. Une *addition* suppose au contraire dans les faits , non une simple *analogie*, mais *identité*. Or c'est précisément parce que dans les sciences expérimentales on n'opère que sur l'*analogie*, et jamais sur l'*identité*, que l'esprit humain emploie l'*induction* et non la *numération*. Si l'observation vous a appris que le quinquina réussit dans les fièvres intermittentes, elle vous a appris aussi dans quelles espèces de ces fièvres il est plus particulièrement utile. Prenant pour base cette observation du passé, l'induction en fait son profit pour l'avenir. Cette expérience , bien interprétée, apprend en effet cette vérité générale, que les maladies les plus analogues peuvent différer, et que ces différences sont nombreuses. L'induction respectera ces distinctions et en tirera parti ; elle ne se fera pas des règles absolues et sera toujours prête à accepter les faits d'exception qui se présen-

teront, et par ce moyen parviendra à établir à
côté de cette vérité générale : le quinquina
guérit les fièvres intermittentes; des vérités en
sous-ordre qui limiteront la première; et en
fait, c'est ainsi que se sont formulés, peu à peu,
par des délimitations successives, une foule de
préceptes pratiques sur l'administration du
quinquina; qu'on a décidé, par exemple, s'il
convient d'administrer le spécifique loin ou
près de l'accès; si la méthode de Strack, dans
les ataxiques intermittentes, est préférable ou
non à celles de Vitet, de Sainte-Marie, célèbres
médecins de Lyon; si, dans ces fièvres, il faut
gagner en vitesse ce que le danger vous fait
perdre en confiance; s'il importe ou non d'administrer le *spécifique* après avoir préparé le
malade et satisfait par une saignée, un vomitif
ou un purgatif, à des indications préalables; si
la combinaison de la magnésie au quinquina
est ou n'est pas utile dans les fièvres quartes; et
si la méthode perturbatrice de Scharaud, qui
devrait porter le nom de Jean Hunter son
inventeur, n'est pas préférable au spécifique
dans les cas rebelles, etc., etc. Or toutes ces
nuances et modifications, l'addition les efface,
tandis que l'induction légitime les conserve.
Toutes ces choses, le calcul ne peut les at-

teindre ni les compter; et cette impuissance est surtout démontrée par les contradictions des numéristes (1).

La bonne méthode en médecine ne réunit donc et ne rassemble utilement les qualités communes des faits qu'à condition d'admettre et de tenir compte des qualités différentielles. La généralisation réunit les qualités communes aux feuilles d'un arbre : mais elle laisse subsister les différences individuelles qui échappent à toute classification et qui ne peuvent être saisies que par une observation directe; elles ne sauraient être comptées, car elles sont innombrables. Que fait l'artiste chargé de peindre un portrait? L'art lui enseigne, par des préceptes très-généraux, la manière de faire des yeux, un nez, une bouche, et de coordonner entre elles toutes les parties du visage; mais l'artiste seul, peut, par une étude spéciale du modèle, saisir et rendre sur la toile les traits différentiels du visage qu'il a sous les yeux, et qui distinguent ce visage de tous les visages humains avec lesquels il a cependant une frappante ressemblance. C'est par ce procédé que les grands observateurs ont fait les portraits des maladies, et non par le procédé puérilement exact et nécessairement

(1) Voyez la note (D), pag. 124.

infidèle dont les numéristes ont donné quelques
exemples.

Quelle conclusion déduire de ce qui pré-
cède? Qu'à l'exemple de la plupart des arts, la
médecine pratique n'a que des règles très-gé-
nérales, sujettes à des exceptions sans nombre ;
et que, là comme ailleurs, l'artiste est infini-
ment au dessus de l'art lui-même ; qu'il est
obligé souvent d'improviser des procédés pour
chaque fait pratique ; que son talent seul doit
suppléer à l'insuffisance des règles et à leurs
inévitables lacunes ; et qu'enfin c'est là que gît
et la difficulté et l'excellence de notre profession.

Compter et *induire* ne sont pas synonymes,
messieurs, et l'induction diffère de l'addition
autant que la théorie pure des probabilités diffère du calcul appliqué des probabilités, autant
que la logique des mathématiques. L'arithmétique sera, si vous voulez, une espèce de logique ; mais la logique ne deviendra jamais un
calcul ; car elle en diffère de toute la différence
qui sépare la *quantité* de la *qualité* (1). On a appelé le *calcul* des *probabilités* le bon sens réduit
en calcul ; mais avec un peu de la chose même
qu'on voulait calculer, on se serait demandé
peut-être, si le bon sens était calculable, de

(1) Voyez note (E), pag. 127.

même que l'intelligence, les passions, les affections humaines, etc. , et tout ce qui tient à la vie
morale, intellectuelle et affective des hommes.
Faites calculer La Bruyère, cet excellent graveur
de pensées, pour composer ses *Caractères ;* et
pour cela commencez par lui faire apprécier
d'abord toutes les données physiques, organiques et morales qui composent un homme et
puis un autre homme, et puis un groupe d'hommes, avant de déduire par une *moyenne* régulière
les travers de leur esprit, les contradictions de
leurs caractères, les ridicules de leurs préjugés ;
et voyez, si vous arriverez un jour par votre méthode à faire naître un Molière, ou à produire
un Vauvenargues.

Je n'ignore pas que c'est en observant souvent les actions des hommes, en étudiant leurs
penchans secrets, les directions naïves ou artificielles de leur âme, leurs vices, leurs intérêts,
et les diverses situations où ils se trouvent,
qu'on parvient à différencier les faits, à spécifier les causes et à prévoir les résultats ; mais
dans tout cela, il n'y a pas trace de calcul ni de
rien qui y ressemble. Ce n'est pas en effet en
comptant les cas et en déduisant des *moyennes*,
qu'un homme versé dans la connaissance du
monde démêle les motifs des actions humaines

et leur diversité prodigieuse, et qu'il agit avec précision, sûreté, à-propos et succès dans les affaires. Dira-t-on que c'est sur des règles déduites des chiffres qu'il dirige sa conduite dans tous les cas? Cette supposition est si absurde qu'il est inutile d'y répondre. Et serait-il plus habile et plus heureux s'il employait, pour acquérir son art, la méthode qu'on nous recommande pour le nôtre? Cette question n'est pas moins absurde que la première, et nous n'y répondrons pas davantage. L'homme habile sait d'une manière générale, par suite de ses observations, qu'il y a des motifs généraux qui guident tous les hommes; que la même action peut être inspirée par des motifs divers, opposés même; que dans un cas ce sera l'utilité, dans un autre l'amour-propre; ici l'envie, là, l'amour ou la haine : et ces principes généraux constituent la science du moraliste. Mais dans la pratique, c'est-à-dire dans l'action, il sait, comme le médecin, chercher les indications spéciales et individuelles.

Le problème thérapeutique est de même nature. Il est tout-à-fait impossible de réunir toutes les *données* nécessaires à la détermination *à priori* d'une conduite à suivre dans tel ou tel cas; car aucune prévision humaine ne peut en-

chaîner l'incalculable variété des faits indivi-
duels. Chercher ici une règle exacte par le
calcul ou autrement, sous prétexte de faire de
l'art une science, c'est une entreprise vaine et
chimérique; elle est en fait impossible. Contentons-nous de l'exactitude que nous fournis-
sent les conseils de la simple expérience pratique : ils suffisent en médecine, comme en
politique, comme en morale, pour nous faire
arriver à des jugemens justes dans le plus grand
nombre de cas; bien que ces jugemens n'aient
jamais le caractère absolu d'une conclusion mathématique. Les données sur lesquelles l'induction médicale opère sont innombrables, fugitives et peu susceptibles d'analyse. Comment
serait-il possible de renfermer des données si
nombreuses, si variées et si variables, dont les
élémens sont infinis, dont les affinités, en nombre comme en degrés, n'ont pas de terme, dans
les combinaisons prévues et régulières de la
science ds chiffres ?

Or, si la méthode doit être faite pour la
science et en vue de la science, elle doit s'a-
dapter à sa mobilité, à ses variations, à ses
nuances, à ses disproportions mêmes. Et c'est
ce que fait la méthode inductive ; car elle
admet comme un principe fondamental de la

science médicale ce que la méthode numérique veut précisément abolir, savoir : la variabilité des faits. Elle prend pour règle su-
prême cette variabilité ; tandis que la méthode
numérique croit qu'il n'y aura de règle qu'autant que cette variabilité sera effacée. Celle-ci
veut des formules uniformes, rigoureuses, au
moyen desquelles une opinion soit toujours
vaincue, une autre toujours triomphante ; elle
renonce ainsi tacitement à l'induction, et elle
le prouve en proposant le calcul.

Combien je préfère, messieurs, à tous ces
chiffres dont le moindre tort est de distraire
mon attention des idées, combien je préfère,
dis-je, les énoncés courts et simples des résultats inductifs ; et combien je m'applaudis quand
je les vois employés par les probabilistes eux-
mêmes, lorsqu'ils cessent de calculer pour raisonner ; ce qui, à leur insu, leur arrive très-
souvent. M. Louis a remarqué, que non seulement les tubercules affectent, comme on l'a
dit, le sommet du poumon, mais encore que,
dans les cas où ils envahissent la totalité des
lobes, ceux qui occupent le sommet sont et
plus gros et plus nombreux, et se ramollissent
déjà, alors que ceux de la base sont encore dans
leur état de crudité. Voilà une proposition gé-

nérale, une vérité de fait, une loi pathologique énoncée sous la véritable forme inductive. Cette vérité parle à mon intelligence et satisfait pleinement ma curiosité scientifique. A-t-elle été acquise par de minutieux calculs et par le dépouillement d'une longue suite de tableaux statistiques ? Je n'en sais rien; mais cela m'importe peu; et je ne serais pas plus avancé quand je saurais le nombre précis de cas exceptionnels que M. Louis peut avoir rencontrés à la loi; je n'en saurais pas davantage quand on m'apprendrait le nombre exact des tubercules existant dans chaque poitrine explorée, ou combien de fois, ni plus ni moins, ceux de la base ont été trouvés plus développés et plus avancés que ceux du sommet, etc. , etc.

Je le répète, toute méthode doit se trouver en harmonie avec la nature des faits de la science à laquelle on l'applique. Or, les faits de la nôtre n'étant pas réductibles à l'idée de quantité, nous devons observer plutôt que compter, induire plutôt qu'additionner, comparer et spécifier plutôt que niveler et con fondre.

Prouvons maintenant que les *numéristes* ne peuvent arriver et n'arriveront en réalité par leur méthode, qu'à des résultats qu'on eût obtenus sans elle, ou à des résultats arbitraires et inadmissibles.

M. Louis croit avoir trouvé par cette méthode, que l'âge exerce une grande influence dans la marche des affections pulmonaires; que l'émétique à haute dose réussit mieux après les émissions sanguines, etc., etc. Ces résultats, si je ne me trompe, la science les possédait bien long-temps avant l'invention de l'instrument arithmétique auquel on en a attribué la découverte.

Si toute méthode doit être jugée surtout par ses résultats, cette méthode n'a pas grand'chose à faire valoir en sa faveur; car les vérités dont elle s'attribue la découverte ne lui appartiennent pas en propre, mais à l'induction ordinaire, comme les exemples précédens et bien d'autres encore le prouvent; et les vérités qu'elle ne doit qu'à elle sont sans aucune réelle importance médicale. Réduite à ses propres ressources, elle ne nous donne que des résultats statistiques plus ou moins curieux, mais dont on ne peut tirer aucune règle pratique, à moins de vouloir embrasser des erreurs manifestes pour le plaisir d'être conséquent. Mais les numéristes eux-mêmes n'ont pas ce courage. Voici quelques unes de ces erreurs qui leur appartiennent légitimement.

Il résulte des faits exposés par M. Louis, *que la saignée n'a eu que peu d'influence sur la marche de la pneumonie* (1). Et puis, page 32 on lit :
« J'ajouterai que, malgré les bornes de leur
» utilité, les émissions sanguines *ne peuvent être*
» *négligées dans des maladies inflammatoires gra-*
» *ves, et qui ont pour siége un organe impor-*
» *tant*, etc., etc. »

Ici, M. Louis s'attache malgré lui à faire voir les conditions qui doivent régler l'emploi de la saignée, conditions qui ne pouvaient pas entrer commodément dans les calculs et les chiffres, et qui ont pourtant une telle influence, selon lui, sur la thérapeutique, qu'il leur donne le pas sur les conclusions obtenues par les nombres. Les chiffres disent que les saignées ont *peu* d'influence et *peu* d'utilité ; mais cela n'empêche pas *qu'elles ne peuvent être négligées*. Cette contradiction fait le plus grand honneur au bon sens pratique de ce médecin, mais non à sa méthode. Placé entre une vérité patente et le mensonge non moins évident de ses chiffres, il a honorablement abandonné ces derniers et préféré la contradiction à l'erreur. A la page 62, je trouve comme conclusions générales,

____

(1) *Recherches sur les effets de la saignée.*

que la saignée a une heureuse influence sur la marche de la pneumonie ; et quelques pages auparavant, la saignée *n'avait eu que peu d'influence* sur la marche de cette maladie... Comment les mêmes tableaux statistiques peuvent-ils donner le *peu* et le *beaucoup ?* Je n'insisterai pas sur cette seconde contradiction.

Je me borne à remarquer, en outre, que les résultats de la méthode sont, dans ces passages, énoncés sous des formes aussi vagues et aussi générales que celles dont se servent les autres médecins, et se réduisent, malgré l'appareil des chiffres, à de vagues *à peu près.* Ainsi, étudie-t-on l'influence de la saignée sur la douleur dans les pneumonies? on vous dit que cette douleur augmente *généralement* pendant les douze ou les vingt-quatre heures qui suivent la saignée.

Qu'elle cède plus *promptement* à la saignée locale qu'à la générale.

Que la durée moyenne des crachats visqueux, varie comme celle de la douleur, ou *à peu près.*

Que le caractère des crachats devient plus saillant après la saignée , dans la *majeure partie des cas.*

Il nous serait facile de multiplier les exem-

ples tirés des ouvrages où cette méthode est ex-
posée et appliquée. Mais ceux-ci suffisent pour
démontrer que cette prétendue rigueur mathématique des statisticiens n'a pas pu s'intro-
duire dans leur propre langage.

Lorsque les résultats obtenus régulièrement
par les chiffres sont inattendus et trop bizarres
pour être adoptés, les numéristes les rectifient
à l'aide de données négligées dans le calcul.
Mais discuter et expliquer les résultats, c'est
sortir de la méthode et en ébranler tous les
fondemens. Il n'y a et ne peut y avoir dans les
conclusions numériques qu'une sorte d'erreurs,
des erreurs de compte; y en chercher d'autres,
c'est faire ce que nous faisons, c'est-à-dire l'accuser d'impuissance.

Le calcul des probabilités, appliqué aux faits
politiques et moraux, tels que les jugemens ju-
diciaires, les votes des assemblées délibéran-
tes, etc., n'a guère donné que des résultats auxquels le simple bon sens était déjà arrivé et qui
n'ont pas été pour cela plus certains; ou des
résultats étranges que la prétendue rigueur mathématique du procédé n'a pu faire adopter.

Les législations anciennes, à dater du *droit
romain*, s'étaient beaucoup préoccupées du
nombre de témoins nécessaire à la formation

d'une preuve juridique. Pour résoudre ce problème, on n'épargna aucune absurdité logique.
Les preuves furent divisées en preuves, demi-
preuves, quart de preuves, etc.; mais cet écha-
faudage de subtilités fallacieuses ne tint pas
contre l'expérience; aussi les législateurs modernes se sont-ils bornés à indiquer les matières
dans lesquelles la preuve testimoniale pourrait
être admise ; mais ils ont sagement gardé le si-
lence sur le *nombre* des témoins nécessaires
pour former une preuve. Ils ont même déclaré
formellement, quant aux matières criminelles,
que le nombre des témoignages était indifférent
pour opérer la conviction , laissant ainsi à la
prudence du magistrat et du jury le soin de *pe-
ser* au lieu de *compter* les témoignages.

Lorsque Condorcet, le plus zélé promoteur
de cette méthode, a voulu l'appliquer aux décisions des tribunaux , il s'est le plus souvent
tenu dans la région des hypothèses, n'ayant rien
à statuer sur des institutions réelles ; et lorsqu'il a essayé de descendre aux réalités, il n'a
été conduit qu'à des expédiens absolument im-
praticables, ou qui auraient eu des inconvéniens
bien plus graves que ceux qu'il voulait éviter.

Les mathématiciens ont prouvé que , dans
l'emploi qu'un homme peut faire de sa fortune,

les chances de gain étant nécessairement accom-
pagnées de quelques chances de perte, il est
prudent de répartir le danger sur plusieurs em-
plois divers, plutôt que d'exposer tout son bien
sur un seul.

Or, ces résultats, et mille autres de ce genre,
avaient déjà été trouvés par la simple raison ;
et la sagesse des nations ne se compose que de
vérités semblables. Le calcul n'a fait tout au
plus que les confirmer.

Voilà tout ce que peut produire le calcul
des probabilités appliqué aux choses morales et
à la médecine. Ces résultats ne sont pas encou-
rageans.

Voyons maintenant si l'*induction* ancienne n'a
pas été plus heureuse que le calcul moderne :
et par induction, j'entends cette méthode
naturelle et simple qu'Hippocrate appliquait,
il y a plus de deux mille ans, avec un bonheur
qui fait l'admiration et le désespoir de la science
moderne; formulée en règles, il y a trois siècles, par Bâcon, et employée presque exclusivement dans les sciences physiques et naturelles dont elle a fait la fortune. J'aurais bien
désiré, messieurs, dérouler devant vous les
preuves de sa fécondité et de sa puissance; mais
l'histoire entière de notre science est là qui en

dépose. Citer des faits, ce serait en faire l'inventaire, répéter ce que tout médecin connaît, et j'ai dû vous en faire grâce. Supputez cependant, messieurs, le nombre de genres et d'espèces de maladies, le nombre de grands principes pathologiques et thérapeuthiques, de méthodes de traitemens, que l'induction libre, spontanée et largement expérimentale a fait découvrir, et dites-nous quelle méthode aurait pu faire davantage. Toute vérité assez forte pour devoir se faire jour n'est-elle pas venue d'elle-même ? N'est-ce pas ainsi que nous sommes parvenus à savoir qu'une certaine classe de maladies a dominé dans chaque siècle ? que les affections arthritiques firent leur apparition dans le huitième ? que les fièvres typhoïdes régnèrent au seizième, et les catarrhes au dix-huitième siècle ? Est-ce par une autre voie que l'induction, méthode aussi naturelle à l'esprit que l'action de voir et de regarder l'est à l'œil, qu'on a su que les pleurésies de Sydenham, en 1675, et quelques unes de Stoll, un siècle après, n'étaient pas identiques? et que sous la même forme elles cachaient de profondes, de radicales différences? Et Stoll lui-même, n'est-ce pas par une généralisation savante qu'il a si bien distingué la constitution de 1776, de celle de

1773, qui était inflammatoire? Et Baillou était-il arrivé autrement aux beaux résultats pratiques que nous admirons dans ses ouvrages? Et savons-nous autrement que par l'induction, que les pleurésies qu'il observa au seizième siècle, à Paris, avaient le même caractère que celles que Sydenham vit un siècle plus tard à Londres, et quelques unes de celles que Stoll décrivit au dix-huitème siècle à Vienne?

Est-ce encore d'une autre manière que Medicus se douta le premier de la nature des fièvres larvées, et que Torti et Werlhoff, ce prédécesseur de Zimmermann comme médecin de l'électorat de Hanovre, étendirent plus tard et appliquèrent sa doctrine? N'est-ce pas l'induction libre qui guida Béranger de Carpi dans la distinction des différentes formes que revêt la syphilis?

Or, de tous ces faits, de toutes ces lois secondaires obtenues sans chiffres, on a déduit cette vérité plus générale : que les maladies pouvaient avoir un *fond* commun avec des *formes* variées, et avec des *formes* semblables un *fond* différent. Vérité générale, dogme précieux de pathologie générale qui éclaire toutes les applications de la pratique.

Morgagni faisant sortir une médecine toute

nouvelle des autopsies ; Bichat, généralisant les études organiques, et, comme il le dit avec tant de raison , appliquant l'anatomie générale à la médecine ; Cuvier , reconstituant les créations animales d'un monde anté-diluvien avec quelques uns de leurs débris ; M. Broussais traçant l'*histoire des phlegmasies chroniques* ; Laënnec remplaçant par un moyen simple et ingénieux les yeux par l'oreille, et l'action de voir par celle d'entendre ; MM. Double et Andral réduisant les prétentions des écoles rivales à des limites avouées par la raison : comment tous ces esprits supérieurs sont-ils arrivés à la vérité? Est-ce en comptant les faits et en dressant des tableaux statistiques? Je ne le pense pas.

Seriez-vous plus convaincus de la vertu du quinquina si vous aviez compté jusqu'ici , et le seriez-vous davantage si vous comptiez demain ? M. Double a-t-il eu besoin de compter pour constater les propriétés spécifiques de la quinine, et enrichir ainsi la thérapeutique ? Avez-vous compté pour la vaccine? L'*inoculation*, pendant un siècle, a été le seul préservatif de la petite-vérole. Ce préservatif n'était pas très-certain, échouait souvent, et les résultats étaient si contestés, que les numéristes du temps voulaient décider la question par les chiffres. Mais demandez à votre commission de vaccine, et surtout à MM. Husson et Bousquet (1), s'il a fallu déduire la moyenne pour constater plus tard dans la vaccine un préservatif bien autrement efficace ?

Innovons dans les faits par des découvertes, mais n'innovons pas dans les méthodes qui ne sont plus à découvrir ; et nous deviendrons originaux comme l'ont été nos premiers modèles, sans altérer en rien l'esprit de notre science et de notre art. La route ancienne est bonne, puisqu'elle conduit au but. On ne doit pas la changer, mais y faire passer sans cesse de nouveaux objets, en évitant autant que possible les ornières.

Les inductions, les généralisations assez importantes pour être notées viennent et arrivent d'elles-mêmes ; et le procédé inductif n'est en général utile en médecine que quand il est spontané et libre ; l'*induction* naissant et croissant dans le temps, avec la science, se grossit et se forme lentement, à la manière d'une cristallisation. C'est ainsi que les rapports qu'elle constate à la longue, sont des rapports réels obtenus sans

(1) *Traité de la vaccine et des éruptions varioleuses ou varioliformes.* Paris, 1833, in-8.

effort et presque par une coordination instinc-
tive des faits analogues.

L'histoire s'est donc chargée, messieurs, de
résoudre le problème qui nous occupe; et vous
venez de le voir, on protesterait en vain contre
la solution qu'elle donne, puisque le droit a été
aussi progressif que le fait dans cette matière ;
puisque chaque fait nouveau, chaque principe,
chaque découverte trouve dans la sce nceson accès, son rang, sa place, sa représentation réelle.
Reconnaissons les lacunes actuelles de notre
art; ayons recours, pour les combler, à une application plus sévère de nos facultés, et non à
des instrumens artificiels imaginés par des
esprits malheureux qui croient que la raison a
besoin de machines. Ne rejetons pas, par une
évaluation exagérée de nos *desiderata*, comme
disait Bâcon, les richesses légitimement acquises, qui sont sans nombre.

Ces considérations sont déjà bien longues ;
mais quelques autres encore se présentent, et,
en matière si grave, on ne saurait trop multiplier les points de vue qui peuvent conduire à
la vérité.

Les conclusions de la statistique, messieurs,
ne sont vraies et ne peuvent l'être qu'à un moment donné. Elles sont nécessairement insta-

bles. Si aujourd'hui la loi thérapeutique est telle, demain une autre constitution médicale, une *donnée* inconnue peut conduire à des conclusions inverses. Et voilà une des causes des variations statistiques. M. Bousquet vous a cité fort à propos, dans une discussion récente sur la fièvre typhoïde, des contradictions évidentes entre les résultats numériques obtenus par les plus grands médecins du siècle passé. Qu'une nouvelle maladie apparaisse, comme nous en avons eu un récent et cruel exemple, et comme notre histoire nous en fournit pour la lèpre, la petite-vérole, la syphilis, etc. ; et tout notre système pathologique peut être modifié, et nos conclusions *statistiques* seront à refaire.

Ce que nous disons en grand, se vérifie chaque jour en petit, par les constitutions médicales, par la différence organique des races, des nations; par la variabilité des saisons, des tempéramens et des climats. Chaque praticien est plusieurs fois, dans sa vie, témoin de ces modifications des organismes en masse. Sydenham n'avait jamais trouvé de scarlatine épidémique maligne; M. Bretonneau n'en a vu qu'après vingt années de pratique; Sydenham n'a pas traité deux épidémies deux ans de suite absolument de la même manière; Stoll a tantôt

saigné largement, tantôt évacué, selon les constitutions médicales régnantes.

Aussi quelques numéristes font-ils cet aveu
candide, que leur méthode n'est nullement applicable à l'étude des épidémies (1).

Et non seulement les maladies se remplacent
les unes par les autres, mais encore les mêmes
maladies changent de caractère, varient d'in-
tensité, apparaissent de nouveau ou disparaissent tout-à-fait de l'horizon pathologique. C'est
ainsi que le tableau du rachitisme, du scorbut
et de la maladie vénérienne, tracé par Glisson,
Fracastor et autres, montrent ces maladies beaucoup plus graves à leur origine que nous ne les
voyons aujourd'hui. Le tableau pathologique
de l'espèce est donc un tableau mouvant aussi
bien que le tableau pathologique de l'individu.
Ce sont, en effet, ces changemens, cette multi-
plicité de phases et ces combinaisons inattendues dans les élémens pathologiques, qui donnent naissance à cette infinité d'espèces de

(1) C'est là une grave inconséquence ; car nulle part on
n'est plus à même d'additionner des cas *semblables* que
dans les épidémies. Aussi d'autres numéristes prétendent-
ils que c'est précisément dans les épidémies (M. Louis)
que le calcul est applicable. Nous ne nous chargeons pas
de répondre à ces contradictions.

maladies dont on se plaint; comme si c'était la
faute des nosographes et non celle de la nature.
Parmi l'infinie variété de maux qui affligent
l'espèce, bornez-vous un instant à considérer
les seules affections aiguës ; parmi les affections
aiguës, ne considérez qu'un ordre, les *fièvres*
continues, par exemple, et vous les verrez se
diviser en plusieurs genres, chaque genre en
plusieurs espèces, chaque espèce en des variétés nombreuses qui finissent par se fraction-
ner encore et se perdre dans les différences individuelles. Et ces genres, ces espèces, ces
variétés se combinent, se mélangent de mille
manières inattendues, bizarres, singulières, à
des degrés divers, dans des proportions inéga-
les et constamment changeantes. Sydenham disait que la vie d'un médecin serait à peine suf-
fisante pour énumérer toutes les maladies
épidémiques, pour marquer leurs différences,
distinguer leurs caractères; et, malgré le juste
reproche qu'on peut lui adresser d'avoir quelquefois établi toutes les différences des épidémies sur l'absence ou la présence d'un seul
symptôme, sa remarque ne reste pas moins
parfaitement exacte en principe.

Convenons-en, messieurs, cette instabilité,
cette variété, vous la voyez dans les faits phy-

siologiques de tous les ordres et partout. Pourquoi telle récolte est-elle bonne cette année et sera-t-elle mauvaise l'année d'après, et cela sans cause apparente ? Pourquoi tel champ de vigne, placé à la même exposition que le champ voisin, donne-t-il un vin plus exquis, etc.?

Et pourtant, puisque nous prétendons aujourd'hui n'être touchés que des faits, nous devrions reconnaître que la mobilité, la variabilité des actes de la force organique est aussi un fait, un fait que rien ne peut effacer, le premier et le plus général des faits à connaître ; et, dans notre science, messieurs, vous pouvez, que dis-je, vous devez en tenir compte ; car la variabilité des faits n'est pas une exception dans la vie, c'est sa règle, sa loi propre, essentielle, j'allais dire, sa loi première.

Or, c'est en vertu de cette variabilité permanente des phénomènes, que nous nous élevons contre la méthode numérique qui a l'étrange prétention de la fixer.

On n'observe que très-rarement la fièvre typhoïde dans la vieillesse. Voilà un fait récemment constaté, dit-on. Selon notre manière de raisonner, nous nous contenterions, nous, d'énoncer le résultat sous la forme suivante : Les vieillards sont peu sujets à la fièvre typhoïde; laissant la porte ouverte à de nouveaux faits qui peuvent, ici ou ailleurs, à Paris, à Vienne ou à Londres, demain, dans un an ou dans un siècle, détruire ou modifier le principe. Mais la méthode numérique a d'autres exigences. Il lui faut une formule plus rigoureuse. Elle pose une loi, et dit : Au-delà de cinquante-cinq ans, il n'y a pas de fièvres typhoïdes. Mais l'exception à ce grand principe ne s'est pas fait attendre. En effet, un journal a publié un cas de fièvre typhoïde chez une femme de soixante-dix-huit ans (1). Où placerez-vous ce fait, maintenant que votre catégorie est close?

On voit donc la nécessité de laisser aux règles et aux principes de l'art ce vague qui est dans les faits mêmes, et cette élasticité qui permet toujours d'y faire entrer toutes les exceptions futures. Les conclusions du calcul ne peuvent donc être que très-provisoires; elles auraient besoin d'être incessamment refaites, comme on l'a dit des *statistiques* des royaumes,

____

(1) *Revue médicale*, janvier 1837. Ces exceptions aux lois des numéristes ne sont pas du tout rares ; M. Martin Solon en a cité plusieurs exemples dans la séance du 10 juin.

qui doivent être reconstruites chaque dix ans.

Toutes les formules que le calcul a données jusqu'à ces derniers temps sur l'élasticité de la vapeur, sur la résistance des fluides, et autres sujets de physique, se sont trouvées défectueuses, inexactes, dès que la théorie, voulant s'en servir, les a appliquées à des faits autres que ceux dont elles avaient été déduites.

Il en a été de même pour les belles tables de mortalité, données par Young, dans les *Transactions philosophiques* pour 1826. Ce sont toujours des lois et des valeurs fort incertaines et qui ne se retrouvent presque jamais dans la pratique.

Ce sont ces considérations qui ont fait rejeter la statistique de l'économie politique. Adam Smith et J.-B. Say pensent de même à cet égard. C'est que la statistique est une science morte, qui ne prend un corps qu'autant qu'elle pèse les faits, qu'elle ne sait que ramasser, compter et aligner; mais dès qu'elle raisonne, c'est-à-dire dès qu'elle marque l'origine, les causes et les conséquences des faits, elle change de nom en changeant de nature, elle devient de l'économie politique. On peut dire en outre que, si les statistiques sont utiles en quelques circonstances, elles ne sont pas indispensables, puisque les sciences physiques, les sciences sociales, comme les sciences médicales, sont toutes parvenues à se constituer sans leur concours.

Concluons donc que la mobilité des états pathologiques réels, les apparences organiques restant les mêmes, est un obstacle incessant à l'application de la statistique à la médecine.

Mais ce fait n'est pas nouveau pour vous, messieurs, qui savez combien de modifications peut subir le tempérament et le caractère des individus, et qui voyez chaque jour au moral se produire un fait semblable, les motifs qui, à une époque donnée, nous auraient disposés à une action, nous trouvant, quelque temps après, insensibles.

La faveur dont jouit en ce moment, auprès de quelques médecins, cette méthode, tient à sa facilité. Comme il ne s'agit que de faire, avec patience et correctement, une énumération de détails graphiques et d'aligner des chiffres, elle suppose une sorte d'égalité dans les intelligences qui flatte les plus humbles. Prenez, en effet, l'homme le moins versé dans la connaissance de notre art : compter les causes, dresser une liste exacte et minutieuse des symptômes, faire un véritable état des lieux pour les altérations organiques, sont choses faciles. Cet homme sera donc en état, au bout de quelques essais, de faire des découvertes pathologiques et thérapeutiques, aussi brillantes que celles dont les statisticiens nous entretiennent chaque jour. Vous le verrez bouleverser l'art, refaire tous les dogmes, changer toutes les bases de l'édifice scientifique, et cela avec la même aisance que le génie met à découvrir les grandes lois de la nature. Heureux s'il ne vous propose pas de changer le premier aphorisme d'Hippocrate, et de dire : *ars brevis, vita longa.*

Par bonheur ou par malheur, la science n'est pas si facile. Ne fait pas les aphorismes d'Hippocrate qui veut; aussi Boerhaave, qui à lui presque seul remplit de son nom le dix-huitième siècle, convient de l'infériorité des siens sur ceux du divin vieillard. C'est qu'en médecine, comme en politique et dans la guerre, les grandes inspirations ne connaissent pas de règle : voilà pourquoi il n'y a qu'un Hippocrate.

Si donc, messieurs, la méthode numérique diffère essentiellement de l'inductive; si celle-ci ne peut, dans les sciences morales et physiologiques, être remplacée par la première; si toutes les belles acquisitions de la médecine sont dues à l'induction spontanée et libre; et si les numéristes eux-mêmes l'emploient pour corriger les conséquences de leurs chiffres; si, appliquée aux sciences médicales comme aux sciences morales, elle ne donne que des conclusions vulgaires ou des résultats inadmissibles; si, à les supposer justes, ces conclusions ne sont jamais que provisoires; si enfin, égalisant les intelligences, elle rend le génie inutile : pourrions-nous, après ces démonstrations, rester en doute sur nos préférences ?

TROISIÈME PARTIE.

En étiologie, la méthode numérique, préoccupée des causes occasionelles, accorde peu ou point d'attention aux causes internes et prédisposantes.

En diagnostic, elle s'attache aux symptômes, et ne s'élève jamais jusqu'aux signes : aussi la symptomatologie extérieure et visible est mise entièrement à la place de la séméiotique.

En thérapeutique, elle va à la *médication* et néglige l'*indication*.

Elle fausse enfin la notion qu'on doit se faire de la science, et rejette sur l'artiste les torts de l'art lui-même.

Le développement de ces diverses propositions fournirait encore bien des preuves contre la statistique et les statisticiens. Mais nous sommes forcés de nous borner à quelques courtes remarques sur les trois derniers chefs.

Que cette école mette un soin minutieux à la rédaction d'observations froidement descriptives, c'est un fait connu de tous. C'est à notre avis pourtant une bien fausse manière de voir; car il n'y a point d'art, là où il n'y a point d'étude, et il n'y a point d'étude là où on ne peut pas faire un choix scientifique. Tout n'est pas digne d'attirer l'attention de l'artiste, parce que tout n'est pas digne d'attirer celle de l'art. Zimmermann dit quelque part : « Ce-»lui qui met trop de subtilité dans les ob-»servations voit sans doute des choses que » d'autres ne voient point; mais aussi il risque » de prendre souvent ses idées pour la réalité. »Semblable à celui qui regarde du haut »d'une tour élevée, il jette presque toujours »les yeux sur le lointain, sans apercevoir ce »qui l'avoisine, et ce qui la plupart du » temps l'intéresse davantage. Je ne permets » qu'à Hudibras et à Ralpho de subtiliser dans »les analyses semblables à celles qu'ils ont faites » sur la lumière des puritains, ou à l'Arabe Al-»kinde de déterminer les forces des médica-» mens par les règles de mathématiques. »

Séduits par l'apparente exactitude de cette méthode faussement nommée analytique, peu de médecins aujourd'hui résistent à la tentation de s'essayer dans ces observations prolixes. Ils prétendent, en accumulant à l'infini les particularités les plus minutieuses des phénomènes pathologiques, et en les alignant dans des tableaux, parvenir à se former la représentation réelle des individualités morbides. Mais ces énumérations si exactes ne sont pas des opérations fidèles, et rien de plus obscur, en définitive, que les tableaux extraits de ces élémens. Compter et noter tout ce qui se présente aux sens, n'est pas proprement observer; c'est une opération mécanique dont on ne connaît le résultat qu'à la fin. On peut de cette manière avoir dans son portefeuille des centaines de descriptions , *dont on ne sait que faire*, comme l'a avoué un des plus zélés partisans de cette méthode. Les grands observateurs n'ont pas procédé ainsi. Quelques lignes leur suffisent pour peindre une maladie, avec des traits si frappans, si distinctifs, qu'il est impossible de s'y tromper. On a inventé récemment une foule de procédés mécaniques pour perfectionner l'art du portrait, mais aucun de ces procédés, quoiqu'ils aient pour principe la reproduction complète des moindres détails du modèle, n'a pu remplacer la main habile d'un bon peintre. Il en est de même des procédés des numéristes, qui croient que l'art d'observer n'est que l'art de rédiger des observations.

Mais, dira-t-on, ces détails minutieux sont dans la nature : ils peuvent et doivent donc faire partie de nos tableaux descriptifs. Quoi ! vous nous offrirez sans choix tous les détails utiles ou inutiles de votre malade ! Vous compterez le nombre de ses cheveux, les mouvemens qu'il fait, les soupirs qu'il pousse ! Vous direz s'il a éternué sept fois, ou six fois seulement, si le pouls donne soixante ou soixante et une pulsations ; si la saignée, si les *sangsues ont abrégé sa maladie de sept jours ou sept jours et demi, de huit jours où de huit jours et demi*, et ainsi de suite ? Mais vous oubliez que c'est cette fausse méthode de comprendre les faits organiques qui a été la source de tant de vaines subtilités sur les crises et les jours critiques , sur la coction ou la crudité des produits pathologiques! Non, la production des faits organiques ne se laisse pas enfermer dans ces limites rigoureuses. On peut assigner, par exemple, l'époque approximative de la maturité d'un fruit; mais non marquer le jour, l'heure et la minute où il deviendra mûr, et se détachera de la branche. Et vous voudriez remplacer l'unité réelle du modèle et le tableau parlant de la maladie et du malade, par cette illusoire exactitude! Et vous croiriez par des combinaisons arithmétiques remplacer avantageusement ces descriptions physiognomiques de l'ensemble que nous admirons dans Hippocrate, Galien, Arétée et tous les grands maîtres! Quelle erreur est la vôtre! Et faut-il vous adresser les reproches que l'école de Cos adressait, il y a déjà 2000 ans, à l'école de Gnide!

Analyser, décrire, énumérer, additionner les moindres épiphénomènes d'une maladie, comme l'entendent les numéristes, c'est vouloir se perdre dans des divisions et subdivisions sans terme, et dont le résultat le plus certain est de mutiler le fait, qui finit par disparaître. Diviser, disséquer ainsi un fait unique, y établir des compartimens analogues aux cases d'un échiquier, c'est un procédé tout-à-fait incompatible avec le génie de l'art. Quelques divisions, surtout lorsqu'elles sont fondamentales, soulagent l'esprit : trop de divisions l'embarrassent, et le font tomber dans la confusion; car, comme dit Bâcon, l'expérience ne deviendrait en quelque sorte inutile, qu'autant que nous aurions des *traités* sur les plus petites choses; ce qui est impossible.

Par la méthode que nous combattons, les

symptômes, les causes, le traitement sont énumérés, mais non appréciés. Dès lors elle ne peut suffire à ceux qui veulent exercer leur jugement plutôt que leur mémoire; car elle détruit la liaison des phénomènes, dont elle n'indique ni les rapports, ni les analogies, ni les différences, et réduit l'étude d'une maladie à un registre de petits faits incohérens, sans lumière et sans intérêt.

C'est que l'art n'a pas fini sa tâche, messieurs, quand il a noté isolément, et un à un, les moindres symptômes d'une affection morbide, ses causes présumées, etc. Il faut encore qu'il rapproche tous ces élémens et les éclaire l'un par l'autre; non point en les séparant de l'individu et les comptant chez les différens malades, comme font les numéristes, mais en les laissant à leur place, là où ils ont une signification réelle, dans l'ensemble de la scène pathologique. C'est par cette étude qu'on arrive à des comparaisons et à des analogies réelles. Deux maladies, en effet, ne se ressemblent pas plus que deux individus, parce qu'elles portent le même nom. Il ne suffit donc pas de constater une ressemblance vague, superficielle, extérieure, telle que peuvent la fournir les descriptions numériques; il en faut une

autre, celle qui résulte d'analogies fondamentales, aperçues, non par les sens, mais
par l'esprit, par l'intelligence, et l'*animo videre*,
pour parler comme Cicéron. Autrement, c'est
remplacer cette belle partie de l'art appelée
séméiotique par la froide et stérile symptomatologie, et créer des difficultés au lieu de simplifier les méthodes.

Faisons voir maintenant que cette école
remplace l'*indication* par la *médication*, c'est-à-
dire qu'elle pervertit la thérapeutique.

Avec la fausse philosophie des numéristes,
on ne va pas de la thérapeutique à la matière
médicale, de ce qu'il faut faire à l'agent par lequel il faut le faire, du but au moyen, et du
terme au chemin qui y mène ; mais intervertis-
sant l'ordre logique des idées, on veut deviner
par le moyen le but, par le chemin le terme,
et de la matière médicale faire sortir toute la
thérapeutique. Une maladie étant donnée, on
ne cherche pas une méthode de traitement,
mais un remède, et l'on essaie les médicamens
dans l'ordre, pour ainsi dire, alphabétique,
dans l'espoir de rencontrer au bout de la table
un *spécifique*.

Mais *à priori* on peut nier que chaque maladie ait un spécifique trouvé ou à trouver. *A*

posteriori l'expérience confirme malheureusement notre opinion ; car si trois ou quatre maladies ont des spécifiques, toutes les autres ne
relèvent que des *méthodes rationnelles.* Les maladies, d'ailleurs, dont le spécifique est trouvé,
se guérissent souvent sans lui, et des moyens
rationnels, appliqués suivant une juste indication, sont parfois autant et plus efficaces. Une
saignée, un émétique, un purgatif, bien adminis-
trés dans les fièvres intermittentes, rendent parfois le quinquina inutile. Avant la découverte du
fébrifuge, on guérissait beaucoup de ces fièvres.
Lazare-Rivière, célèbre professeur de Montpellier au dix-septième siècle, obtint de grands
succès dans les fièvres quartes, tantôt de la po-
tion anti-vomitive qui porte encore son nom,
tantôt des purgatifs. Le dix-huitième siècle a
retenti des disputes sur l'*inoculation* de la petite-vérole ; mais tous les médecins s'accor-
daient sur ce point, qu'il fallait, pour faire réussir l'opération, préparer le malade, choisir
les conditions et profiter de l'occasion favora-
ble. Que de précautions ne faut-il pas pour administrer le mercure! Et quel nombre prodi-
gieux de procédés divers, et dont le choix est
loin d'être indifférent! Ne sait-on pas que là où
la liqueur de Van-Swieten ne réussit pas, les

bains mercuriels font souvent merveille? que
dans les bubons, les ulcères de l'arrière-bou-
che, les surdités vénériennes, ce sont les pi-
lules de Belloste, ou la méthode de Desault,
ancien médecin de Bordeaux, qui produisent
les meilleurs effet? Le rob de Laffecteur, dans
les véroles anciennes, n'est-il pas beaucoup plus
sûr?

Mais je suppose le spécifique trouvé contre
l'affection; il s'agit encore de simplifier cette
dernière. Il faut la réduire à sa plus simple expression, si l'on veut qu'elle cède; il faut corriger par des saignées générales ou locales l'allure
phlogistique, si elle se présente; par les anti-
spasmodiques l'élément nerveux, s'il prédo-
mine. Le temps donné à remplir ces *indications*
qu'on pourrait appeler préparatoires, est un
temps gagné pour la cure radicale. Réduite à
sa simplicité propre, la maladie disparaît bientôt, et l'art, le médecin et surtout le malade
ont lieu de se féliciter d'un retard qui assure
la guérison.

Quelquefois les affections spécifiques, telles
que la maladie vénérienne, non seulement se
compliquent avec des états généraux, mais re-
vêtent des formes morbides autres que celles
qui leur sont propres. La syphilis peut affecter

la forme symptomatique d'une phthisie, d'un rhumatisme vague, de la goutte, de la jaunisse. Dans ces cas, le médecin qui n'aurait cherché que le spécifique pour l'appliquer à un cas toujours le même, ne pourrait que tomber dans des erreurs très-graves.

Je conclus de tout ceci, qu'en supposant la possibilité de trouver des spécifiques pour chaque maladie, ce qui est plus que douteux, toute la médecine *rationnelle* resterait encore debout : car il s'agira toujours de savoir : si c'est le spécifique qu'il faut employer ; quel procédé particulier il faut mettre en œuvre dans son administration ; et si c'est avant ou après tel ou tel autre moyen rationnel qu'il doit être prescrit. Ainsi, même dans les méthodes *spécifiques*, il y a à saisir l'*indication*, c'est-à-dire ce qu'il faut faire, et la manière de le faire. Même en thérapeuthique spécifique, tout dépend de l'occasion, *occasio præceps ;* sinon la distance entre l'expérience et la routine, qui n'est que la pratique non raisonnée, serait trop petite ; c'est-à-dire que l'art et la science seraient à naître.

Que le but avoué ou non des partisans de la statistique soit la trouvaille des spécifiques , c'est ce qui résulte et de leurs pratiques et de

leurs doctrines. En fait, ce sont eux qui ont ins-
titué les méthodes absolues de traitement pour
les fièvres typhoïdes, telles que les saignées *coup
sur coup*, les purgatifs *coup sur coup*, les chloru-
res, etc. Leurs exemples, leurs types, en fait de
thérapeutique, ce sont les *spécifiques* : c'est le
traitement de la Charité pour la colique de
plomb, c'est le quinquina pour les intermittentes, c'est le mercure pour la syphilis, etc.
Comment remplir d'ailleurs leur programme :
*trouver le remède le plus efficace numériquement,
dans telle ou telle maladie*, sans employer un traitement *identique* sur tous les malades ?

Il ne faut donc pas, messieurs, retrancher
de la *médication*, l'*indication*, sous peine de laisser la première sans base; car alors on n'a pas
plus de raison pour adopter un médicament
qu'un autre. La *médication* sans l'*indication* qui
la guide, c'est tout simplement l'emploi des
moyens, sans savoir pourquoi ni comment ils
agissent : empirisme dangereux, assez semblable à l'empirisme primitif de ces temps où l'on
demandait un remède aux passans; empirisme
qui conduirait les partisans des nombres, là où
ils ne voudraient pas aller, par l'application im-
prudente des mêmes remèdes à des cas opposés qu'on croit semblables.

Il y a bien autrement de la force d'intelligence, messieurs, à former une *indication* véritable; à saisir les nuances variées qui la révèlent, les signes fugitifs qui l'annoncent; il y a en cela plus de puissance qu'à niveler des faits dont la taille est si inégale. Le choix d'une méthode thérapeutique, dans la méthode d'une médication, et dans la médication, le choix d'un moyen efficace, est, vous le savez bien, le résultat d'une conviction raisonnée et non numérique; cette opération de l'esprit ressemble plus à la détermination morale du juré, qu'à la stricte application d'un arrêt de jurisprudence; c'est, en un mot, une conviction produite bien plus par la valeur réelle des témoignages que par leur nombre. Interrogez les médecins consommés dans leur art. Ils vous diront que, si parfois ils sont guidés par des signes certains, souvent, le plus souvent, ils se laissent conduire par des à peu près probables, par des tâtonnemens sagaces, des tentatives tantôt hardies, tantôt prudentes; ils vous diront, que rejeter, comme le veulent les statisticiens, les *méthodes rationnelles*, les *méthodes d'essai*, de tâtonnement, l'*adjuvantibus* et l'*edentibus* d'Hippocrate, c'est rejeter toute la thérapeutique; c'est renoncer à employer,

pour arriver au but, toutes les lumières
que la science possède ; c'est bannir les indications, qui jaillissent de tant de sources, l'analogie, la théorie, l'étiologie, la thérapeutique, etc.
Éclaircissons ceci par quelques exemples.

L'*analogie* nous a valu d'utiles découvertes,
et elle est devenue souvent la source d'indications précieuses. Une fois le quinquina employé
dans les intermittentes simples, c'est conduit
par l'analogie, que Torti, l'Hippocrate de Mo-
dène, l'appliqua, en 1709, au traitement des
intermittentes pernicieuses ; et que Casimir Medicus, professeur à Heidelberg, vers la fin du
même siècle, en étendit l'emploi à toutes les
affections périodiques. C'est à l'analogie qu'est
due la salutaire administration de cette écorce
dans les fièvres rémittentes. Bouillet, célèbre
praticien de Béziers, en 1730, a le mérite d'en
avoir le premier répandu l'usage jusqu'alors
très-peu en vogue ; et le professeur Baumes,
celui d'en avoir bien posé les règles pratiques.
Béranger de Carpi fut conduit par analogie
à la découverte du mercure, comme spécifique
de l'affection vénérienne, et c'est de son utilité
dans les affections cutanées qu'il induisit son
efficacité dans la syphilis. C'est en souvenir de
l'utilité de l'ipécacuanha dans la dysenterie que

les médecins allemands ont été portés à l'employer contre le choléra.

La simple *théorie* a fourni aussi plus d'une fois des méthodes rationnelles de traitement. Pour régulariser la distribution de la puissance nerveuse dans les maladies où elle est essentiellement dérangée, un illustre professeur de Montpellier, Barthez, employait tour à tour, et d'une manière brusque, les excitans et les toniques, faisant alterner ces deux ordres de moyens, selon les idées des anciens méthodistes; et ramenant, par ces surprises adroitement produites et ces secousses habilement ménagées, l'équilibre des forces sensitives. Et c'est encore un des disciples dont l'école de Montpellier peut se glorifier, Sainte-Marie, célèbre médecin de Lyon, qui, appliquant ce grand principe de thérapeutique à quelques cas désespérés de l'affection vénérienne, a vu par l'interruption subite du mercure, et la substitution du vin, du quinquina, et d'un régime fortifiant, se produire un changement heureux dans des chancres vénériens jusqu'alors incurables. L'art puise donc quelquefois ses inspirations dans la pure théorie.

L'art se trouve souvent forcé d'employer une série de moyens qui, isolés, ne produiraient aucun effet, et qui, groupés, concourent cependant à une action unique, à peu près comme ces médicamens composés contre lesquels s'élèvent quelques théoriciens, et que la pratique plus sage conserve et emploie avec profit. La théorie est donc souvent le seul guide. L'art dépourvu de *spécifiques* combine une série de moyens généraux, les dispose en un certain ordre, et les adapte à certaines vues : et ce sont ces vues, déduites de l'analyse complète de la maladie et du malade, qui constituent les pratiques *rationnelles*. Cet art exige de la part du médecin un tact exquis ; il révèle toute la puissance intellectuelle du praticien, qui a besoin aussi souvent d'une savante hardiesse, que d'une timidité prévoyante. Dans la plupart de ces cas, en effet, ce n'est pas un *remède* qu'il s'agit de trouver, car cette recherche serait chimérique ; mais des combinaisons savantes entre des moyens, dont la bonne coordination en temps et en degré, donneront un résultat, que chacun de ces moyens employé isolément n'aurait pu produire.

Guidé par la théorie, l'art semble s'éloigner parfois de l'expérience vulgaire ; mais il se rapproche en réalité d'une expérience plus haute et plus intelligente, qui, pénétrant jusqu'au secret des faits, en tire des indications que l'empirisme seul n'eût jamais trouvées. Rien ne paraît plus contradictoire, au premier abord, que d'employer, je suppose, les émissions sanguines dans l'hydropisie. Eh bien! sans parler des modernes, Médicus et surtout Bacher guérissaient déjà, vers le milieu du siècle passé, quelques hydropisies avec des saignées répétées, des boissons émollientes et le régime antiphlogistique et tempérant. Stoll, qui traitait par les évacuans, c'est-à-dire par la méthode la plus ordinaire, un paysan hydropique, fut, en définitive, obligé de recourir à la saignée, qui le guérit.

La méthode de Zimmermann dans la dysenterie, et l'administration de l'ipécacuanha dans cette maladie, ne sont dues qu'à l'analyse profonde des caractères de l'affection, de même que la méthode de De Haën, qui employait le camphre au début des inflammations de quelques membranes séreuses, par la raison que la douleur peut faire naître l'inflammation, comme l'inflammation fait naître la douleur.

On voit, dans tous ces cas, que la maladie n'est pas *une;* que ses formes et ses *élémens* sont variés, multiples, que les déterminations du médecin sont et doivent souvent être instantanées, fugitives; que les idées théoriques et des *à priori* de tout genre ont une large part dans sa conduite, et que vouloir tout faire sortir de l'empirisme, et surtout de l'empirisme condensé en chiffres, est une prétention inadmissible, impraticable. Dans les cas où l'expérience se tait, il faut bien, comme le dit mon illustre maître, le professeur Lordat, écouter la théorie : celle-ci guide souvent la pratique, et prend les devans sur l'expérience, sauf à cette dernière à confirmer ou à infirmer ses décisions.

M. Louis, séduit par une logique qu'il ne m'est pas donné de comprendre, s'élève contre les méthodes *rationnelles* ; comme si la pratique médicale ne dépendait pas en grande partie de la théorie; comme si la théorie était autre chose que la pratique réduite en principes; comme si tout praticien n'avait pas, à son insu et à tout moment, dans son esprit, une foule d'idées théoriques qui se combinent avec les données les plus matérielles de l'observation, pour décider sa conduite! Et comment concevoir la chose autrement, dans une science composée, comme est la nôtre, de pratiques, de théories partielles, de découvertes ébauchées et incomplètes!

La physiologie elle-même vient très-souvent éclairer la marche de la thérapeutique. La glace a été efficacement employée sur la nuque dans des consomptions dorsales, par suite de cette idée physiologique de Gall, que le cervelet préside aux phénomènes de la génération. La Belladone exerce spécialement son action sur les nerfs de la huitième paire, et c'est de cette remarque physiologique qu'est venu son emploi dans la coqueluche et l'hydrophobie : deux maladies où ce nerf paraît intéressé de préférence. Si nous employons à petites doses le laurier-cerise pour calmer les palpitations du cœur, c'est que la *toxicologie expérimentale*, dont M. le professeur Orfila a été le premier législateur, nous a appris, qu'à haute dose et agissant comme poison, le laurier-cerise paralyse le cœur avant tout autre organe.

La thérapeutique elle-même est un moyen d'exploration et de contrôle dans les cas douteux. On fait reparaître une fièvre intermittente mal guérie, en donnant le spécifique *fracta dosi;* et le mercure administré à des doses minimes met à découvert une syphilis qui se cache. Combien de fois l'insuccès seul d'une méthode de traitement ne nous met-il pas sur la voie de la vraie nature d'une affection morbide?

Nous pourrions multiplier nos exemples;

mais contentons-nous d'en rapporter encore un seul tiré de l'histoire de l'art. Le passé a cet avantage, qu'en éclairant le présent, il fait voir l'avenir en perspective. En 1739, des maux de gorge gangréneux se montrèrent à Londres. Fothergill observa que la saignée accélérait les progrès de la maladie; que les purgatifs augmentaient la fluxion, et que les rafraîchissans diminuaient les forces vitales déjà trop affaiblies. Il fit de nouveaux essais qui le conduisirent cette fois à une méthode heureuse. Les vomitifs donnés avec ménagement, une petite quantité de vin ajoutée aux boissons, les acides minéraux et les amers furent les moyens qu'il substitua aux premiers; et dès lors il guérit presque tous ses malades.

Pour que les tâtonnemens, les essais fussent bannis de la thérapeutique, il faudrait qu'une même maladie n'eût pas, comme il arrive presque toujours, plusieurs indications, et que la même indication ne convînt pas à des maladies différentes. Mais tout cela, nous dit-on, vous ne le savez que par des chiffres! je le nie hautement, et j'en donne une preuve de fait et une preuve de raisonnement : de fait, car tous les beaux résultats de l'art (nous l'avons démontré dans la deuxième partie) ont été obtenus sans

les chiffres : le mercure dans la syphilis ; le sou-
fre dans la gale ; le vaccin contre la variole ; le
quinquina contre les intermittentes ; une preuve
de raisonnement : car, à la rigueur, quelques
faits bien étudiés suffisent, dans chaque classe
de maladies, pour établir des principes légitimes de théorie et de pratique, et le nombre
proportionnel des faits n'ajoutera jamais un quart
d'idée à la thérapeutique.

D'ailleurs, messieurs, condamner les méthodes d'essais, de tâtonnemens en médecine
pratique, c'est ignorer qu'on tâtonne dans les
arts, dans les sciences même les plus certaines :
et cette méprise prouve malheureusement qu'on
n'est pas très au fait de leur philosophie. L'as-
tronome ne trouve pas la vérité sans tâtonner ;
le chimiste ne constate en général l'existence
d'un corps, qu'après avoir essayé souvent de
plusieurs réactifs ; le mathématicien lui-même,
dans l'opération la plus simple de toutes, la
soustraction, ou la division, qui n'est qu'une
soustraction abrégée, cherche à tâtons (c'est le
mot) combien de fois un certain nombre proposé, nommé le diviseur, est contenu dans un
autre nombre proposé appelé le dividende. Mais
ces essais sont laissés tout entiers à l'adresse du
calculateur, et ce n'est pas le hasard pur qui

le conduit. On ne cherche d'abord le quotient qu'à quelques dixièmes près de son tout, puis à quelques centièmes, jusqu'à la dernière supposition, qui est et doit être la véritable.

Or les essais, les tâtonnemens en médecine sont de même; ils supposent toujours un certain art, quelques idées, quelques considérations préliminaires qui ressortent commed'elles-mêmes de la nature de l'objet et de sa plus ou moins parfaite connaissance; car, pour tâtonner, il faut être médecin déjà et connaître à la fois et les bornes de l'art et ses ressources.

Concluons de tout ceci, que vouloir en médecine ne tenir compte que de l'empirisme absolu, c'est renoncer aux sources les plus sûres, les plus variées et les plus délicates des indications : à l'analogie, à la théorie elle-même, à l'étiologie et à la thérapeutique comme moyen de contrôle. Ce qui importe dans une science comme la nôtre, où la vérité est si fractionnée, c'est de savoir qu'un certain moyen d'investigation peut nous fournir des lumières que ne donnerait pas un autre; que les causes peuvent souvent révéler ce que taisent les symptômes; les symptômes ce que taisent les causes; que l'anatomie pathologique peut éclairer des doutes qu'aucun autre moyen ne dissipe; et qu'enfin la thérapeutique elle-même est un dernier instrument et comme la pierre de touche des autres sources de connaissances.

Je ne terminerai pas ces considérations, sans exprimer le regret que Zimmermann, cet esprit si fin à la fois et si judicieux, n'ait par terminé son ouvrage sur *l'expérience en médecine*, et que précisément un des chapitres qu'il a laissés non achevés, soit celui qui porte ce titre : *De l'Examen des rapports d'une méthode et d'un remède à la maladie.* C'était là toute la question que nous agitons devant l'Académie.

Je ne sais si je m'abuse, messieurs, mais il me semble qu'une des conséquences logiques de la méthode que nous combattons, c'est d'accuser toujours les observateurs et jamais l'observation ell même. On n'aperçoit pas les difficultés où elles sont, et on les cherche là où elles ne sont pas. Comme ce sont les médecins qui observent, on suppose que c'est en eux que réside le mal, et c'est là seulement qu'on s'efforce de l'attaquer : à peu près comme on rejette l'erreur d'une opération arithmétique, non sur la science qui est certaine, mais sur le maladroit calculateur qui ignore la règle. Mais on peut répéter ici ce que disait saint Augustin en parlant des orateurs de l'antiquité : « Les grands

»hommes de l'antiquité n'ont pas eu recours »aux règles pour avoir du génie; car les règles »n'en donnent point; mais ils ont suivi les rè-»gles parce qu'ils avaient du génie.» Si les observateurs en médecine sont arrivés souvent à des résultats vagues, ce n'est pas toujours faute de bien observer; mais c'est parce que l'objet de l'observation est vague, que leurs observations ont un caractère indécis.

On se plaint de la diversité des théories médicales, sans songer qu'elles tiennent à la diversité des pratiques, et que ce fait tient à un fait bien plus général encore, savoir, la variabilité des phénomènes de la vie. Ces variations, messieurs, n'existent pas dans l'astronomie ni dans la physique. Faut-il donc en conclure que les médecins seuls ignorent et ont toujours ignoré l'art d'observer? Non ; mais l'objet de leur science est d'une observation plus difficile. Si l'objet de la science médicale ne différait pas essentiellement de celui des autres sciences, elle en serait où en est l'astronomie depuis Kepler et Newton, la chimie depuis Lavoisier, la physique depuis Galilée; puisqu'elle a adopté la même méthode de philosopher, surtout depuis Bacon. Et nous y serions arrivés bien avant les autres; car Hippocrate a mis en pratique les plus sages préceptes de l'art d'observer. Le défaut vient donc de l'observation elle-même, non des observateurs ; le défaut est dans l'objet, non dans les instrumens de nos recherches ; et c'est à la nature, non à l'homme qu'il faut s'en prendre.

Si l'observation en médecine est délicate, difficile, instable, mobile, c'est parce que, comme le dit Laplace lui-même, dans ce livre devenu le catéchisme des probabilistes, aux limites de cette anatomie visible, commence une autre anatomie dont les phénomènes nous échappent ; c'est parce qu'aux limites de cette physiologie extérieure et toute de formes, de mouvemens et d'actions mécaniques, se trouve une autre physiologie invisible, dont les procédés et les lois seraient bien autrement importans à connaître. L'art ne peut donc se flatter que de poser quelques jalons, de faire quelques haltes, et de noter quelques points lumineux qui servent de guide à l'observation future. Voilà pourquoi les traditions de la pratique sont indispensables, pourquoi l'art médical, plus encore que tout autre, ne s'apprend qu'en voyant faire les grands artistes. Dans tous les arts, en effet, on laisse nécessairement une très-grande part à l'artiste ; cette part en médecine est immense : aussi peut-on assurer qu'ici l'artiste est plus que l'art lui-même.

Si je ne craignais d'abuser de la bienveillance de l'Académie, j'aurais beaucoup à dire encore sur cette matière ; mais l'occasion se présentera bientôt, dans d'autres lieux, de mieux développer ce que l'heure avancée me fait un devoir d'omettre en ce moment.

Toutes les tentatives de l'école que nous combattons, messieurs, se réduisent donc, en définitive, au désir peu réfléchi de trouver à la médecine une analogie trompeuse avec les sciences physiques. Des esprits systématiques ont essayé à diverses reprises la réalisation de ce rêve. Mais la nature de la science, le temps, les lumières, et surtout les déceptions des systèmes, ont porté dans tous les esprits une conviction contraire. Alors on s'est rejeté sur les *méthodes*, espérant faire passer à l'objet la certitude de l'instrument qu'on lui applique. C'est donc toujours la même prétention de faire à la science une certitude qu'elle n'a pas et ne peut avoir, et de lui refuser la seule qui lui soit propre. C'est sans doute une chose extrêmement fâcheuse, que ces perpétuelles vicissitudes qui tiraillent la médecine et la font ressembler à un objet de mode : on peut prédire, et cela sans avoir besoin de statistique, que chaque dix ans il y aura une nouveauté dangereuse, tantôt dans la science, tantôt dans la pratique.

Apprenons à être patiens, et à savoir attendre. Apprenons de la nature à nous hâter lentement dans la formation des vérités générales. La nature n'improvise rien, et la science ne peut, ne doit pas improviser davantage. Les meilleures cristallisations sont les plus lentes. Le noyau de notre science est fait; laissez-le donc s'accroître par l'étude persévérante des âges, et ne venez pas détruire par des atteintes fâcheuses les affinités qui lui donnent la solidité et la force. Et à quel moment, messieurs, vient-on jeter cette nouveauté dans la médecine? Au moment même où le champ des systèmes est à peine fermé, au moment où on aurait presque honte d'en proclamer un nouveau, au moment où nous finissons les luttes provoquées par le physiologisme.

Mais j'entends des esprits impatiens s'écrier : Quoi! il ne faudra plus rien *inventer!* A Dieu ne plaise! mais inventez *heureusement*, selon l'expression d'Horace. Inventez comme Hippocrate, Vesale, Fallope, Harvey, Asseli; inventez comme Morgagni, Bichat, Laënnec, et vos inventions ne seront pas des monstres. Voulez-vous que vos bizarres conceptions puissent être réalisées; eh bien! faites que votre science soit une science exacte, régulière, uniforme : qu'avec la simplicité de l'astronomie, elle en ait la certitude. Faites qu'en elle le mot cause n'ait qu'une signification toujours la même; que les causes produisent toujours les mêmes résultats, et que des résultats divers ne puissent jamais naître de la même cause. Faites que l'état intérieur soit toujours et partout révélé en force et en degré par l'état extérieur. Faites disparaître tout défaut de concordance entre les altérations et les symptômes. Faites que, dans la thérapeutique, le bien et le mal ne puissent venir que d'une seule source. Faites qu'une seule méthode thérapeutique soit applicable à chaque maladie; que chaque affection ait un remède, et chaque remède une seule manière d'agir. Faites que Sydenham ait guéri comme Morton; Stoll comme De Haën; De Haën comme Brown; Brown comme M. Broussais; M. Broussais comme Barthez ou Dumas; Dumas comme Hahnemann ou Rasori. Faites que la physiologie, la pathologie, la thérapeutique visibles, extérieures, phénoménales, soient seules et uniques. Faites enfin qu'il y ait uniformité dans les faits pathologiques, identité dans ceux de la thérapeutique, fixité dans tous. Faites enfin le contraire de ce qui est ; et alors vous aurez véritablement déplacé les bases de la science médicale, et fixé, au profit de l'humanité, son caractère indécis.

Conclusions. Pour résumer en peu de mots les considérations présentées dans ce mémoire, nous dirons :

1° Que le calcul des probabilités nous semble trop imparfaitement établi, même mathématiquement parlant, pour inspirer une grande confiance, puisque les mathématiciens eux-mêmes ne sont pas d'accord sur plusieurs points importans de la théorie ;

2° Que cette méthode importée en médecine, et surtout en thérapeutique, est anti-scienti-fique ;

3° Que le nombre, ou la *quantité* des faits, ne pourra jamais faire connaître leur nature ou leur *qualité*. Tout au plus donne-t-elle une proportion des faits passés ; mais elle ne peut jamais indiquer les faits futurs. Et dès lors le *nombre*, en tant que *nombre*, ne signifie rien, ou presque rien en thérapeutique ;

4° Que par cette méthode, fille d'un grossier empirisme, on arriverait à rejeter de la thérapeutique nos moyens les plus héroïques;

5° Que l'*induction* est préférable à la méthode *numérique*, saisissant comme elle le fait les qualités *communes* des objets, sans effacer les qualités individuelles;

6° Que la méthode numérique n'est pas l'induction : elle en diffère comme une addition diffère d'une généralisation, l'arithmétique de la logique;

7° Que seule, la méthode inductive, la méthode de généralisation, peut convenir aux sciences morales et physiologiques;

8° Qu'appliquée à ces deux ordres de faits, la méthode numérique n'est arrivée qu'à des résultats déjà connus, ou à des conclusions inadmissibles;

9° Que l'*induction* employée depuis 2,000 ans, a suffi pour constituer toutes les sciences médicales et a été l'instrument de toutes les découvertes.

10° Que les conclusions obtenues par la méthode numérique, n'étant jamais que provisoires, il faudrait ou recommencer incessamment les statistiques, ce qui est impossible, ou renoncer à en faire, ce qui serait raisonnable;

11° Que les propagateurs les plus zélés de

cette méthode en rejettent les résultats, quand ces résultats répugnent au bon sens, et sont forcés de corriger l'arithmétique par la logique;

12° Qu'accessible aux intelligences les plus médiocres, cette méthode flatte les plus humbles; et c'est là son seul titre à l'admiration de la multitude;

13° Qu'elle fausse et l'observation et ses produits : en pathogénie elle s'attache presque exclusivement à l'étude des causes occasionelles, et néglige les prédisposantes; en diagnostic, elle va aux symptômes et néglige les signes; en thérapeutique, elle se préoccupe de la médication, du remède, du *spécifique*, et laisse l'*indication* dans l'ombre. D'où il suit que la symptomatologie est prise pour la séméiotique, et la matière médicale pour la thérapeutique;

14° Que plusieurs sources d'indication, et des plus délicates, se trouvent anéanties par cette méthode : telles que l'analogie, la théorie, la physiologie, l'étiologie, et même la thérapeutique;

15° Qu'elle fausse l'idée qu'on doit se faire de la science, et rejette sur l'artiste presque toutes les fautes dont l'art seul est passible;

16° Qu'elle détruit le véritable art et la véritable observation, substituant à l'action de l'esprit et au génie individuel du praticien, une routine uniforme, aveugle et mécanique;

17° Qu'elle est enfin, pour rendre notre pensée tout entière, *inutile*, puisque tout s'est fait sans elle; *dangereuse*, puisqu'elle bouleverse la science.

Messieurs, nous avons voulu énoncer une opinion motivée et tout-à-fait indépendante des considérations de personnes et de circonstances.

Nous avons cru devoir faire violence en cette rencontre à la plus juste estime pour signaler avec une impartialité que nous croyons rigoureuse les écueils de cette méthode. Personne n'était plus capable de réussir que ses propagateurs, si l'ardent amour de l'art, le goût des études anatomiques et le désir sincère de connaître la vérité, suffisaient pour triompher des écueils d'une direction essentiellement vicieuse (1).

(1) Voyez note (F), pag. 134.

⸺●◦◦◦●⸺

NOTES.

—

Note (A), pag. 18.

On a prétendu (M. Guéneau de Mussy, séance du 23 mai) que j'avais voulu ici mettre en question la certitude des mathématiques ; mais qu'avec tout l'esprit du monde je ne pouvais me flatter d'y avoir réussi. Je n'accepte ni la critique, ni l'éloge. J'ai été si loin de confondre la probabilité mathématique avec la probabilité médicale, que c'est justement pour reprocher aux numéristes de l'avoir fait, que j'ai pris la plume.

J'ai bien laissé le mathématicien maître d'arriver en théorie à certains résultats indubitables ; mais j'ai eu soin d'ajouter, qu'une vérité de ce genre n'était qu'une abstraction logique sans application possible aux faits réels.

Je n'ai donc pas dit, ni pu dire, que la médecine était une loterie (M. Rochoux, séance du 16 mai), mais j'ai dit et prouvé qu'elle le deviendrait par l'application du calcul des probabilités. J'ai dit et répété que ce n'était

8

pas moi qui inventais cette chimère pour le plaisir de la combattre ; que je ne méritais ni cet *excès d'honneur ni cette indignité* ; mais que je la prenais toute faite dans les livres des numéristes, qui eux-mêmes l'empruntaient aux mathématiciens de profession, et en particulier à l'*Essai* de Laplace, livre qui est devenu comme leur *organum*. Dès-lors, c'est bien à eux que s'adresse le reproche de confondre la probabilité médicale et la probabilité mathématique.

Je n'ai pas dit que les mathématiques ne fussent pas certaines ; mais j'ai dit et je soutiens que la théorie du calcul des probabilités présentait quelques doutes aux yeux de la logique ; que ces doutes n'étaient pas à moi, mais à Leibnitz, à Pascal, à d'Alembert qui n'était pas très-ami de la scholastique (M. Dubois d'A-miens, séance du 2 mai), à Ancillon, à toute l'école écossaise ; à l'école sensualiste française elle-même, tels que Destutt-de-Tracy, Thurot, etc., non moins qu'à quelques mathématiciens illustres vivans, tels que MM. Poinsot et Poisson.

Note (B), pag. 28.

Qu'importe au naturaliste et au nosologue le nombre plus ou moins considérable de plantes, d'animaux et de maladies contenues dans chaque espèce? Ce qui leur importe, c'est de bien définir les espèces pour les bien différencier et les classer. Il y a des genres et des espèces en histoire naturelle, comme en nosologie, qui ont été établies d'après l'observation d'un très-petit nombre d'individus, et à la rigueur, un seul suffit. Cuvier n'a pas eu les animaux antédiluviens à sa disposition, et en masse, pour établir ses belles théories; deux ou trois faits et son génie, voilà sa statistique.

La connaissance du *nombre* précis des faits est donc le plus souvent sans importance, et l'on est tenté d'approuver le mot d'un préfet, qui, fatigué des détails minutieux que l'administration lui demandait, sur le nombre exact des volailles de son département, pria le ministre de lui dire si le recensement devait être fait avant ou après son dîner; car, s'il l'était après, il y aurait indubitablement une volaille de moins dans ses *tableaux statistiques*.

Mais, dira-t-on, je prescrirai un remède avec bien plus d'assurance quand le nombre précis des cas où il a réussi me sera connu. Le fait prouve cependant le contraire; car on administre partout le quinquina, le mercure, etc., avec la plus grande sécurité, sans qu'aucun praticien ait jamais vu une statistique relative à ces médicamens. On sait en général qu'ils guérissent les fièvres intermittentes et la syphilis; la connaissance du nombre de ces guérisons depuis leur découverte, est parfaitement indifférente.

Est-ce parce qu'il se répète plus ou moins souvent, qu'un fait quelconque vous paraît plus ou moins certain? Nullement; car n'eût-il eu lieu qu'une fois, s'il est constaté, il doit être admis et rester dans la science. Voilà pour le passé. Quant à l'avenir, cette répétition passée est-elle un sûr garant de sa répétition future? pas davantage; car bien souvent, d'après l'aveu des probabilistes, c'est une raison pour qu'il ne se reproduise plus.

Il pleut depuis un mois; sauriez-vous me dire si votre confiance dans la continuation de la pluie est augmentée ou diminuée par cette répétition? Il a plu pendant un mois, donc il pleuvra demain. Il a plu pendant un mois, donc demain il ne pleuvra pas. Voilà deux conclusions entre lesquelles votre confiance restera sans doute en suspens. On a confiance dans l'efficacité de la vaccine; ce fait s'est tant répété depuis trente ans que personne n'en doute; pourtant, selon quelques médecins très-recommandables, mais qui vraisemblablement sont dans l'erreur, sa vertu s'affaiblirait chaque jour. Et cependant, à en juger par la seule répétition du fait, notre confiance dans la vaccine devrait indéfiniment s'accroître. Mais cette crainte, fondée ou non, étant inspirée par la considération de la nature du vaccin et de son altération possible, tous les chiffres antérieurs sont annulés par elle. Ce qui prouve que l'étude directe de la nature propre des faits, peut et doit seule nous guider en médecine, et que le nombre, en tant que nombre, est un élément de conviction fort secondaire, sinon tout-à-fait illégitime.

Un fait n'a pas besoin de se répéter pour être un fait : et il lui suffit de se produire une fois, pour être un fait aussi légitime que celui que vous voyez chaque jour. Une éclipse de soleil, l'apparition d'une comète, sont des faits rares, et cependant aussi certains que le lever diurne du soleil. Rien de rare comme le génie : rien de vulgaire comme la sottise : Nierons nous le génie parce qu'il n'est pas commun ? Il y a des maladies qui sont bien rares : telles que la catalepsie, certaines vésanies, le somnambulisme, etc., les rayerons-nous du cadre nosologique parce qu'elles sont moins communes que les inflammations, je suppose ?

Est-il vrai, comme on nous le dit, qu'il y a toujours un *nombre* caché dans nos conclusions thérapeutiques ? sans doute : comme il y a une optique cachée dans l'acte de voir, une acoustique dans celui d'entendre, comme il y a de la dynamique dans la danse, une grammaire dans nos discours ; et une psychologie dans nos pensées. Nous comptons donc malgré nous, toutes les fois que l'objet n'est pas un, mais multiple, au même titre que nous faisons de la grammaire, de la psychologie, de la physiologie et de la statique dans les actes de parler, de penser, de marcher, de digérer, etc., etc.

Mais qu'est ce que cela signifie ? Et pourrions-nous nous rendre compte de cette préoccupation qui en toutes choses nous porte à nous enquérir du nombre, préoccupation dont on fait une sorte d'argument métaphysique en faveur de la méthode numérique ? (MM. Guéneau de Mussy, Chomel, Louis, etc.)

Il est indubitable qu'en voyant un groupe d'objets quelconques, nous sommes tentés, avant toute chose, d'en connaître le *nombre*. Assistons-nous à une réunion ? l'idée nous vient de savoir *combien* d'individus s'y trouvent. Et pourquoi cela ? le voici : c'est que dans la raison humaine, il y a un certain nombre de *données* ou *d'élémens* communs, qui forment pour ainsi dire le tissu primitif de nos impressions, de nos sentimens, de nos idées. Or ces données ou élémens communs doivent se trouver et se trouvent en fait dans toutes nos pensées : les idées, par exemple, de *qualité*, *d'espace*, de *temps*; de *cause*, *d'effet*, de *substance*, sont comme les élémens essentiels de toute pensée et de tout langage : sans elles, il nous serait impossible et de penser et de parler : or la *quantité* est aussi un de ces élémens, et c'est ce qui fait que la question *combien* se présente toujours en même temps que les questions *pourquoi*, *comment*, *quand*, etc. Elle s'offre surtout à propos de s phénomènes semblables ; car les choses semblables en qualité, ne peuvent être distinguées que par la *quantité* ou le *nombre*.

Les faits médicaux analogues se présentent aussi comme des groupes : leur *quantité* ou leur *nombre* est le premier rapport que saisisse l'esprit ; et comme il le saisit tout d'abord et avec plus de facilité que tout autre, parce qu'il est le plus élémentaire, on est porté à lui attribuer une importance qu'il n'a pas. Le nombre étant connu, on ne sait rien au delà ; et la véritable connaissance médicale ne peut résulter que d'une réponse aux autres questions. C'est par une illusion de ce genre que nous sommes satisfaits quand on nous a dit le *nom* d'un objet dont la nature nous est d'ailleurs inconnue. Nous demandons *ce qu'il est* ; on nous répond comment il se *nomme* ; et cette réponse nous suffit souvent. Ainsi devant un groupe d'objets, nous demandons leur *nombre* faute de pouvoir savoir autre chose. Voilà pourquoi nous comptons malgré nous, comme l'on nous dit.

Il y a donc un nombre en toute chose finie : les feuilles d'un arbre, les poils d'un animal sont en nombre déterminé ; excepté l'infini tout a un nombre ; mais ce nombre peut-on le connaître ? Et le pourrait-on, cette connaissance nous serait-elle bien profitable ? Voilà la question.

Les chimistes ont trouvé, ou plutôt ont supposé, que les corps inorganiques sont composés d'un nombre déterminé d'atomes : atomes qui se combinent dans des proportions fixes, et cette hypothèse, comme celle de l'attraction universelle, équivaut presque à une vérité d'observation par son parfait accord avec tous les faits : mais il a été impossible de déterminer ni le nombre ni les proportions des atomes dans les substances animales et végétales : là, tout est confusion, tout est mélange. Les atomes y paraissent *innombrables*, et les combinaisons *infinies*. Toutes nos études sur ces substances seraient donc vaines et illusoires, si la condition du nombre était indispensable en chimie organique et en physiologie.

Ce n'est donc pas le *nombre* des guérisons qui vous guide dans une consultation, répondrai-je à l'honorable M. Guéneau de Mussy ; mais la différence ou l'analogie des cas, c'est-à-dire l'*indication* qui ne relève jamais du nombre, mais bien de l'essence et de la nature des objets. Appelé en consultation vous ne dites pas : ce moyen m'a réussi cent fois, employons-le une cent et unième fois ; mais vous dites : ce cas est analogue à celui, ou à ceux (quel qu'en soit le nombre) où j'ai guéri par tel ou tel moyen ; faisons donc de même. Voilà ce qui se passe dans l'esprit du praticien : en veut-on la preuve ? C'est que si un insuccès arrive, vous ne dites pas : *j'ai mal compté* ; mais bien : *j'ai mal vu* ; ce fait n'était pas tel que je l'ai cru. On ne se dit pas : *je compterai mieux*, mais bien : *j'étudierai mieux*.

D'après le principe des numéristes, il faudrait remplacer dans le langage ordinaire tous les adverbes de *quantité* par des chiffres, et dans la conversation, au lieu de dire : il pleut souvent à Paris, dire : il pleut à Paris huit jours sur douze ; au lieu de : Pierre est quelquefois malade, on devrait dire : Pierre est malade six heures sur vingt-quatre, et refaire ainsi toutes les langues.

Voici encore un des points sur lesquels je crois devoir ajouter quelques mots. J'ai demandé aux numéristes **combien** de faits il fallait pour rendre une conclusion générale légitime ; et j'ai fait voir qu'il n'était pas fort aisé de satisfaire à cette question dans le point de vue des statisticiens. M. Louis a répondu qu'il n'était pas besoin d'un nombre *très-considérable*. Passons sur la contradiction qu'il y a à invoquer en principe l'autorité souveraine du nombre, et à restreindre ensuite le nombre lui-même ; ne demandons pas non plus à M. Louis ce qu'il entend par un nombre *très* ou *peu* considérable, ni quelle est la limite précise du *peu* ou du *beaucoup;* et admettons sa proposition.

Deux mille faits pourront-ils suffire, demanderai-je alors à cet honorable adversaire pour asseoir un principe; ou comme il l'a dit, une loi pathologique? C'est là un chiffre assez respectable assurément, et bien autrement imposant que les six cas d'amputation de ce fameux chirurgien de Philadelphie, qui comptait si bien, depuis qu'il avait appris l'arithmétique dans nos hôpitaux. Il a fallu, certes, une très-grande patience pour rassembler et compter ces deux mille faits. M. Louis a eu cette louable longanimité; 1960 fois ou à peu près, il a vu les tubercules coïncider avec l'hémoptysie. Vous croirez, dès lors, ce principe aussi bien établi que le dogme le plus inébranlable de la pathologie. Eh bien! ne vous pressez pas de conclure; car vos commissaires, parmi lesquels se trouvait une autorité que M. Louis ne récusera pas (M. Chomel), estiment que cette *terrible conséquence est heureusement infirmée par beaucoup d'autres faits* (1).

Et pourtant les commissaires de l'Académie ne mettent pas en doute la certitude de ce que M. Louis a vu et observé; de ce qu'il dit avoir vu et observé. Et ils sont loin d'imiter M. Louis lui-même, qui conteste à Laënnec ses observations, lorsqu'elles ne sont pas appuyées par des chiffres. Laënnec avait cru apercevoir que les ulcères de la trachée étaient peu fréquens chez les scrofuleux; M. Louis a compté, et dit que son compte est tout différent, et il en conclut que Laënnec s'était trompé, parce qu'il n'a pas compté; là où il a cru aperce-

(1) Rapport sur M. Louis fait à l'Académie en 1835, etc., inséré dans la *Revue médicale*, même année, vol. XIX, pag. 483.

voir *moins*, il y avait *plus*, etc. Mais ne serait-il pas tout aussi raisonnable de conclure que Laënnec avait vu ce qu'il dit avoir vu, et que la série des faits observés par lui était différente de celle qu'a observée M. Louis? car, à ce compte, pourquoi ne pas refuser la certitude à tous les beaux résultats que Laënnec a consignés dans son livre? Et de proche en proche, pourquoi ne pas nier toute la science, et mettre ainsi toutes ses acquisitions en demeure? Mais hélas! c'est ce qu'on a dit et fait expressément dans plusieurs livres et même dans cette discussion. On a soutenu que tout le passé n'était que *provisoire*; qu'il fallait tout recommencer; et ceux qui l'ont dit ont été les seuls conséquens.

Note (C), pag. 29.

Grand partisan du nombre, M. Rochoux veut qu'on adopte la probabilité de M. Bouillaud, comme la plus forte parmi toutes les autres (séance du 16 mai). Eh bien, en adoptant ce principe, il faut que M. Bouillaud cède la place à M. Husson qui a pour lui la certitude, huit malades guéris sur huit : il faut qu'il la cède à Clarke qui n'en perdit que un sur trente-trois ; et cela avec l'émétique et le quinquina ; il faut qu'il la cède à M. Andral surtout, qui, par les chiffres, est parvenu à établir la probabilité de l'expectation. Et véritablement s'il me fallait choisir entre des méthodes de traitement obtenues par ce singulier moyen, je préférerais celle-ci, même quand elle n'aurait pas l'avantage numérique. J'aimerais mieux laisser les malades bien chaudement dans leur lit, à la grâce de Dieu, que de les purger tous ou les saigner indistinctement coup sur coup. En suivant donc la règle de M. Rochoux, ce n'est plus le traitement de la Charité qui doit avoir l'avantage, car il n'est pas le plus probable.

Et ceci m'amène naturellement à dire qu'il faudrait, pour que toutes ces expériences eussent quelque valeur, qu'il eût été établi préalablement ce que fait la nature toute seule : et ceci, selon moi, est une condition indispensable dans les principes des numéristes : car il pourrait très-bien arriver que les traitemens divers fussent plus meurtriers que la maladie livrée à elle-même ; et si la nature donnait d'ailleurs à peu près les mêmes proportions, il n'y aurait rien à conclure, ni pour, ni contre les divers traitemens.

Ceci se confirme non seulement par le fait de M. Andral, qui, d'après ses expériences, conclut en faveur de la nature ; mais par ce qui arrive à M. Piédagnel qui, fatigué des purgatifs, se repose maintenant sur l'eau chaude, et qui s'en loue autant que de son traitement primitif.

Que conclure de tout ceci, messieurs ? que l'art est un jeu, la nature une énigme, et la science une impossibilité mensongère ?

Que la médecine, la plus étendue des sciences, est la plus bornée de toutes, et que nos méditations ne servent qu'à découvrir des abîmes ?

Que la vérité fuit devant nous en médecine, et qu'insaisissable comme une ombre, elle nous échappe au moment où nous croyons la saisir ?

Non, messieurs, nos conclusions doivent être plus encourageantes, parce qu'elles sont plus justes, plus consolantes, parce qu'elles sont légitimement plus réelles.

Nos conclusions doivent être :

Que l'art n'exerce son influence que sur l'individu, et non sur l'espèce, dont la nature seule a la charge.

Que vouloir juger des résultats de l'art par ses effets en grand, c'est frapper de discrédit les moyens les plus puissans de la thérapeutique, et l'art lui-même dans ses bases fondamentales ; qu'il arriverait avec l'art tout entier ce qui a eu lieu par la vaccine. Quand on a voulu juger de ce moyen en masse, on a vu qu'il ne diminuait en rien, ou presque rien, la mortalité de l'espèce ; car en définitif, comme il faut à la mort une pâture, elle la cherche ailleurs, quand on lui ferme une porte. Or, nul doute cependant qu'individuellement la vaccine ne conserve les hommes ; nul doute qu'elle ne prolonge leur vie. Il en est de même de l'art médical. Il s'agit donc toujours, pour la médecine, de guérir individuellement, de guérir selon l'indication individuelle, mais jamais, et dans aucun cas, de juger de son utilité par des résultats de masse. La nature conserve l'espèce, l'art prolonge autant qu'il peut la vie de l'individu : voilà des rôles bien séparés, bien distincts. Sans cette distinction majeure, tout demeure obscur et douteux en thérapeutique ; sans elle, il faudrait à l'instant même renoncer à faire une science impossible et à exercer un art dangereux. Cette distinction seule met les objets à leur place, les distingue en les éclairant, et empêche toutes nos vérités médicales de redevenir autant de paradoxes ou autant d'énigmes.

Note (D) pag. 55.

Une opinion absolue s'est produite dans toute la naïveté de sa croyance : sans la statistique , dit-elle , la médecine n'aura pas de certitude : elle aura tout au plus des vérités *provisoires* (M. Louis, séance du 16 mai).

A côté de cette opinion tranchée, il y en a eu une autre plus mitigée, qui prétend *induire* et *compter* en même temps. Cette opinion avoue que la médecine possède une masse énorme de *certitudes* (M. Bouillaud) : ce qui ne l'empêche pas pourtant de conclure que le calcul est indispensable à l'avenir.

Il y a enfin une espèce de tiers-parti , comme on l'a si bien dit , qui compte simplement par curiosité , et qui ne fait cas de la statistique qu'à titre de *renseignement* (MM. Chomel, Guéneau de Mussy, etc). Ce n'est pas à moi qu'il appartient de réunir ces divergences qui ne sont pas les seules. Les uns veulent appliquer la méthode numérique aux cas simples , les fièvres intermittentes par exemple ; les autres aux cas complexes , tels que les fièvres typhoïdes.

Vient enfin une autre opinion , qui loue le principe et n'admet pas la conséquence , qui préconise le calcul des probabilités pour contester ensuite toutes ses applications (MM. Guéneau de Mussy, Dubois d'Amiens).

Les numéristes absolus parlent de la *nécessité* des chiffres.

Les numéristes *moyens* parlent seulement de leur

utilité, mais ils ne sont pas d'accord sur la *facilité* ou la *difficulté* de leur emploi.

Enfin, nous, niant toutes ces hypothèses sans exception, nous avons affirmé *l'illégitimité* et *l'impossibilité* de toute application du calcul des probabilités ou méthode numérique à la médecine.

Voilà le tableau fort abrégé des opinions divergentes : il sera facile de l'éclaircir par quelques exemples.

Quoi de plus opposé au radicalisme de M. Louis, que le syncrétisme (que M. Bouillaud me pardonne, je n'ose pas dire l'éclectisme) de M. Bouillaud ? M. Louis refuse toute certitude à la science antique et moderne, et il ne consent à lui en promettre dans l'avenir qu'autant que la médecine aura été tout entière traduite en chiffres. Selon M. Bouillaud, au contraire, l'art possède une masse énorme de *certitudes*, mais il oublie d'ajouter qu'il ne les doit qu'aux procédés vulgaires d'observation et de généralisation. L'un voit partout des *certitudes* ; l'autre n'aperçoit que des *chimères*.

Si les deux chefs se contredisent mutuellement, ce qui est évident, il ne l'est pas moins que chacun, dans sa propre opinion, se met en contradiction avec lui-même. M. Bouillaud admet la nécessité du calcul, tout en convenant que l'*induction* simple a suffi pour nous donner toutes les richesses dont il nous félicite. M. Louis, de son côté, se défend de proscrire entièrement les anciennes méthodes d'induction et de raisonnement, tout en soutenant que le *calcul* et les chiffres peuvent seuls convertir l'incertain en certain et le provisoire en définitif. Parler alors d'une autre méthode, et jeter dans la discussion le mot d'*induction*, n'est donc qu'une politesse de pure forme , dont on ne doit pas se payer. Pour être conséquens, ces deux chefs de l'école numérique devraient, l'un (M. Bouillaud) n'adopter que l'induction simple ; l'autre (M. Louis) n'accepter que la numération.

Ceci pourrait déjà suffire pour répondre à une objection qu'on a daigné qualifier de *grave*, et qui répétée par tous les échos d'alentour, a été augmentée, corrigée et revue par chacun des nouveaux éditeurs, qui dans leur sollicitude pour la science, se sont empressés à l'envi de la reproduire. Vous reprochez à cette école, nous a-t-on dit, d'être exclusive ; mais pas du tout, l'école numériste est plus éclectique que vous-même ; et la sagesse de sa philosophie va jusqu'à allier des choses non seulement différentes, mais encore opposées.

A cela je réponds : tant mieux et tant pis ; tant mieux, car cela prouve l'insuffisance de la méthode ; tant pis aussi, car nous venons de prouver que si cela est, ses partisans se contredisent, et nous n'aimons pas les contradictions , même chez nos adversaires.

Mais en fait, l'objection est nulle de tout point. Comment en effet parvenir à déterminer dans quel cas le calcul devra ou ne devra pas être employé? Comment séparer, soit en théorie , soit en pratique, ces deux méthodes en présence, et leur assigner à chacune son domaine? Vous sera-t-il facile de faire en médecine comme on fait en physique? Dans cette science on applique le calcul à quelques branches de la science ; mais on ne l'applique pas à d'autres où il serait inapplicable. Pourrez-vous en faire autant en médecine? Serait-ce , je suppose, l'anatomie pathologique que vous soumettrez aux chiffres? Serait-ce l'étiologie? ou la symptomatologie, ou enfin, la thérapeutique? Mais chacune de ces branches est aussi incertaine que les autres ; et les vérités comme les erreurs, les doutes comme les incertitudes, y sont partout parallèles. Tout mon mémoire a été, d'ailleurs, consacré à prouver que l'emploi du calcul exclut les procédés ordinaires de raisonnement, de même que l'induction philosophique n'a pas besoin du calcul. Ainsi donc les deux méthodes ne peuvent ni fonctionner isolément dans la même science, ni se concilier et se fondre dans une seule.

J'ai écouté avec l'attention qu'il méritait, le très-beau discours de l'honorable M. Double, qui le premier m'a adressé ce reproche. J'ai lu ensuite ce discours avec plus d'attention encore. Je m'attendais, je l'avoue, à y trouver, au milieu des belles pensées qu'il renferme, quelques unes de ces concessions qu'on me reprochait de n'avoir pas faites à nos adversaires. Et bien! pas du tout : le savant M. Double est pour le moins aussi explicite, aussi absolu que moi dans le rejet de cette méthode : et je n'ai pu, dès lors, bien m'expliquer son objection, qu'en supposant qu'elle n'a été émise par lui que comme une précaution oratoire destinée à protéger les paroles extrêmement flatteuses qu'il a daigné m'adresser à la fin de ma lecture, pour lesquelles je dois ici lui exprimer ma profonde reconnaissance. Aussi n'ai-je pris la résolution de répondre que lorsque j'ai vu cette arme entre les mains de tous nos antagonistes, enchantés de se tirer pour la première fois d'un mauvais pas par une solution éclectique !

Note (E), pag. 56.

Induire et compter sont-ils la même chose? Je l'ai nié dans mon mémoire. M. Rochoux a répondu qu'il soutenait le contraire (séance du 6 mai). Il nous oppose Condillac, qui dans sa *Logique* résout un problème d'algèbre avec les mots du discours ordinaire. Que M. Rochoux nous dise pourtant si Condillac aurait pu faire l'inverse et résoudre une question de morale, de médecine, etc., à l'aide de l'algèbre? Non, dira M. Rochoux : donc, dirons-nous, la logique est quelque chose de plus général que le calcul; et le calcul ne sera jamais, comme M. Rochoux l'a dit très-bien lui-même, qu'une *logique restreinte*. Nous n'avons jamais dit que la logique fût *opposée* au calcul ; mais nous avons dit que le calcul n'était qu'une *espèce* de logique, applicable seulement à des objets limités et circonscrits, et n'ayant d'usage possible que dans les questions de *quantité*. Il résulte de là que la logique est supérieure au calcul ; que c'est à elle à apprécier ses prétentions, et à lui assigner son domaine.

Laplace a marqué mieux que personne par un exemple que j'ai cité déjà (page 25) mais que je reproduis ici pour un autre but, la différence qu'il y a entre l'addition et le procédé inductif. Il fait l'addition des apparitions périodiques du soleil sur l'horizon depuis des milliers d'années ; et il dit que, quelle que soit l'autorité de cette répétition, la conviction que le soleil se levera de-

main est bien plus forte pour celui qui, connaissant les
lois du système planétaire, voit clairement qu'il n'est pas
possible que ce phénomène n'ait pas lieu demain, comme
il a eu lieu hier. Cette pensée de Laplace, dont j'ai dé-
veloppé déjà quelques conséquences, montre très-bien
en quoi l'addition et l'induction diffèrent.

L'addition en effet ne donne que le fait nu ; elle ne
donne ni sa cause, ni sa loi : le raisonnement inductif
découvre l'une et l'autre et engendre par cela même la
certitude. Je persiste donc plus que jamais à croire
qu'induire et compter sont des procédés différens.
Quand je dis : deux et deux font quatre, j'ai à la fin de
l'opération un nombre différent de ceux que j'ai addi-
tionnés. Le total est tout autre que les unités qui le composent. Mais quand je dis : les corps sont pesans, les
antiphlogistiques guérissent les inflammations, etc...,
chacune de ces propositions ne représente qu'un seul et
unique fait toujours semblable à lui-même, un fait général dont les cas particuliers des corps qui tombent, et
des phlegmasies qui guérissent ne sont que des exemples. Je ne voudrais pas faire trop de métaphysique
avec un disciple de Leucippe et d'Epicure. Cependant,
j'ajouterai encore quelques considérations sur ce point.

Ce qui prouvera à M. Rochoux que l'induction n'est
pas le calcul, c'est qu'on peut très-bien généraliser (et
induire n'est pas autre chose) sans compter. J'en ai
donné cent exemples dans toutes les sciences ; je n'y re-
viendrai pas. Toutes les langues sont presque exclusivement composées de mots *généraux* qui représentent
des idées *générales* qui ont été toutes acquises par l'*induction* et aucune par le calcul. Ces mots n'expriment

que des généralisations et ils se trouvent dans toutes les langues, dans les plus cultivées comme dans celles des sauvages. Les généralisations scientifiques ne se font pas autrement que les généralisations les plus vulgaires. Elles se bornent à rassembler sous une expression commune les résultats d'observations individuelles sans nombre. Cela se voit surtout dans les classifications botaniques et zoologiques, où des attributs communs à une multitude d'êtres distincts, sont rapprochés de manière à ce que leur collection devient une unité spécifique représentée par un seul mot. C'est ainsi que se forment les idées de genre et d'espèce. Le mot *homme* comprend moins d'idées, c'est-à-dire moins d'attributs et plus d'individus que le mot Français : le mot *Français*, plus d'idées et moins d'individus que le mot *homme :* et le mot *Parisien* plus d'idées encore et moins d'individus que le mot *Français ;* car il ne s'applique plus qu'aux habitans de Paris, ce qui comprend un petit nombre d'hommes comparé à tous les hommes du globe ; mais il comprend bien plus d'idées, puisqu'à celle de Français et à celle d'homme, il réunit celles qui le distinguent des autres hommes et des autres Français.

La science médicale et ses propositions générales se forment de même : et c'est dans ce sens, ce me semble, qu'il faudrait entendre le mot de Condillac : que toute science n'est qu'une langue bien faite. Les vérités médicales se produisent comme les termes généraux dans nos langues. Le mot maladie comprend plus de choses et moins d'idées que le mot inflammation ; le mot inflammation comprend déjà plus d'idées que le mot maladie, tout comme inflammation vénérienne embrasse plus d'idées et moins de maladies que le mot inflammation seule ; car il réunit l'idée de maladie et celle d'inflammation, et enfin celle d'inflammation *vénérienne*.

A chaque pas que fait la généralisation pour s'approcher de l'individu, elle est obligée d'ajouter de nouvelles idées ; mais elle ne peut jamais l'atteindre ; il reste tant d'élémens indéterminés, que l'individu ne peut être saisi que par l'observation directe. C'est là ce qui arrive notamment en médecine. Les grands médecins nous enseignent une foule de préceptes généraux dans leurs livres, et nous en transmettent de plus en plus spéciaux par la tradition orale et leur enseignement pratique. Il leur en reste encore malgré cela un grand nombre qu'ils sont dans l'impossibilité de transmettre et qui disparaissent avec eux. C'est ainsi que les ouvrages d'Hippocrate, quoique fort utiles, ne sauraient suffire à l'instruction d'un médecin, car aucun livre ne dispense de l'expérience personnelle. Hippocrate transmit sans doute à Thessalus et Dracon ses fils, et à Polybe, son gendre, des préceptes bien plus délicats que ceux qu'il a pu consigner dans ses ouvrages ; mais pourtant il ne put pas faire d'eux ce qu'il était lui-même.

On voit d'après ceci que le procédé de généralisation ou d'induction va des faits particuliers aux vérités générales. Il est aussi naturel à l'esprit que l'action de voir l'est à l'œil ; il n'appartient ni à Platon, ni à Aristote, ni à Bacon, ni à Descartes, il est à l'esprit humain. Le calcul ne saurait au contraire être assimilé à une généralisation ; et c'est ce qui ressort pleinement de tout ce que j'ai dit dans ce mémoire, et ce qui n'a jamais été même mis en question par ceux qui ont sérieusement réfléchi sur ce sujet.

Note (F), pag. 112.

L'honorable M. Bouillaud m'a adressé un reproche sur l'ensemble des vues développées dans mon mémoire, qui, s'il était fondé, serait très-grave. Il m'a à peu près accusé de plagiat (séance du 25 avril), et a prétendu que tout ce que j'ai dit dans mon *Mémoire*, se trouve dans le livre qu'il vient de publier sur la *philosophie médicale*. Bien que je ne pusse que me féliciter d'une rencontre si flatteuse, je ne puis accepter cet honneur que sous bénéfice d'inventaire. Mon *Mémoire* étant imprimé, l'Académie est à même de vérifier le côté matériel du fait; et si, portant l'humilité à ses dernières limites, j'allais jusqu'à adopter le reproche, et à croire qu'à mon insu j'ai copié M. Bouillaud, il resterait toujours à expliquer comment, tout en le copiant, j'ai pu arriver à une conclusion diamétralement opposée à la sienne.

<hr>

Nota. Par l'effet d'un remaniement fait dans les notes, après le tirage du texte, il s'est glissé des erreurs sur l'indication des pages où se trouvent les notes B. C. D. E. Ainsi la note B, indiquée page 114, se trouve page 115; la note C, indiquée page 121, se trouve page 123; la note D, indiquée page 124, se trouve page 126; et la note E, indiquée page 127, se trouve page 130.

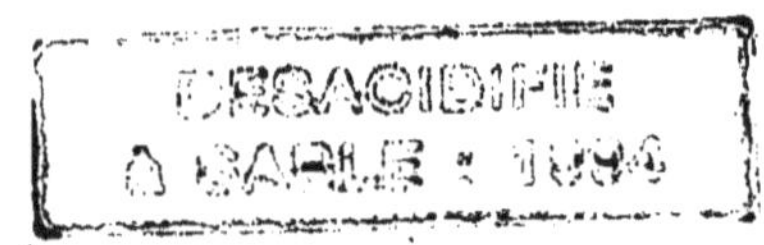

TABLE.

FIN.

NOUVELLES PUBLICATIONS

CHEZ J.-B. BAILLIÈRE,

LIBRAIRE DE L'ACADÉMIE ROYALE DE MÉDECINE,

RUE DE L'ÉCOLE-DE-MÉDECINE, Nº 13 *bis*.

LONDRES, MÊME MAISON, 219, REGENT-STREET.

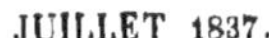

JUILLET 1837.

TRAITÉ DE PHYSIOLOGIE considérée comme science d'observations, par *Ch. Fr. Burdach*, professeur à l'université de Kœnisberg ; avec des additions par les professeurs *Baer, Meyen, Meyer, J. Muller, Rathke, Valentin et Wagner;* traduit de l'allemand sur la deuxième édition par *A. J. L. Jourdan*, D. M. P., membre de l'Académie royale de Médecine, Paris, 1837, 8 vol. in-8°, fig. Prix de chaque vol. 7 fr.

Quatre volumes sont en vente.

Ce que Haller fit pour son siècle par la publication de sa grande physiologie, M. Burdach l'a fait, pour son époque, dans son *traité de physiologie*. Anatomiste habile, expérimentateur ingénieux, doué d'une vaste érudition, il rapporte, examine, discute et apprécie tous les faits qui sont du domaine de la science, avec cette élévation de vue et de pensée qui distingue les hommes supérieurs.

Mais ce qui assure au *traité de physiologie* de M. Burdach, un caractère d'originalité et de supériorité, c'est l'esprit qui a présidé à ce grand travail ; M. Burdach a senti qu'un homme seul ne saurait embrasser, dans tous ses détails, une science aussi vaste que la Biologie, et pour chacune des fonctions, l'auteur s'est adjoint pour collaborateurs, parmi ses collègues, les professeurs qui ont fait une étude spéciale de telle ou telle fonction : ainsi pour la *génération*, MM. Baer, Rathke et Meyer ; pour le *système sanguin*, M. J. Mul'er, etc.

TRAITÉ PRATIQUE DE LA PHTHISIE LARYNGÉE, de la laryngite chronique et **DES MALADIES DE LA VOIX**, par *A. Trousseau*, professeur agrégé à la Faculté de Médecine de Paris, médecin des Hôpitaux et *H. Belloc*, D. M. P.. *Ouvrage couronné par l'Académie Royale de Médecine*, Paris 1837, 1 vol. in-8° accompagné de 9 pl. gravées. 7 fr.

Les mêmes figures coloriées. 12 fr.

ANATOMIE PATHOLOGIQUE DU CORPS HUMAIN, ou descriptions avec figures lithographiées des diverses altérations morbides dont le corps humain est susceptible, par J. CRUVEILHIER, professeur d'anatomie pathologique à la Faculté de Médecine de Paris, médecin de l'Hôtel-Dieu : ce bel ouvrage est publié par livraison de cinq feuilles de texte in-folio et 6 planches coloriées, prix de chaque livraison. 11 fr.

La 26ᵉ livraison de ce magnifique ouvrage: qui vient de paraître traite du *cancer de la mamelle. Maladies du cerveau* (dure-mère) *de la prostate, de l'utérus, des intestins, fracture du col du fémur.*

DES DEVOIRS ET DE LA MORALITÉ DU MÉDECIN, Discours prononcé à la Faculté de Médecine de Paris, par J. CRUVEILHIER. Paris, 1837, in-8, 1 fr.

CLINIQUE MÉDICALE DE L'HOPITAL DE LA CHARITÉ, ou exposition statistique des diverses maladies traitées à la clinique de cet Hôpital, par *J. Bouillaud*, professeur de clinique médicale à la Faculté de Médecine de Paris, médecin de l'hôpital de la Charité. Paris, 1837, 3 vol. in-8°. 21 fr.

TRAITÉ CLINIQUE DES MALADIES DU CŒUR, précédé de recherches nouvelles sur l'anatomie et la physiologie de cet organe; par *J. Bouillaud*. Paris, 1835, 2 forts vol. in-8°, avec 8 planches gravées. 15 fr.

NOUVELLES RECHERCHES SUR LE RHUMATISME ARTICULAIRE AIGU en général, et spécialement sur la loi de coïncidence de la péricardite et de l'endocardite avec cette maladie, et sur l'efficacité de la formule des émissions sanguines coup sur coup dans son traitement; par *J. Bouillaud*. Paris, 1836, in-8. 3 fr.

ESSAI SUR LA PHILOSOPHIE MÉDICALE et sur les généralités de la clinique médicale, précédé d'un résumé philosophique des principaux progrès de la médecine, et suivi d'un parallèle des résultats de la formule des saignées coup sur coup, avec ceux de l'ancienne méthode dans le traitement des phlegmasies aiguës, par *J. Bouillaud*. Paris, 1836, in-8°. 7 fr.

COURS DE PATHOLOGIE ET DE THÉRAPEUTIQUE GÉNÉRALES, professé à la Faculté de Médecine de Paris, par F. J. V. BROUSSAIS, professeur à la Faculté de Médecine de Paris, médecin en chef de l'hôpital militaire du Val-de-Grâce, membre de l'Institut, ouvrage complet, composé de 129 leçons. Paris, 1835, 5 forts volumes in-8°.   40 fr.
— Séparément, leçons 61 à 129, formant les tomes 3, 4, 5.   23 fr.

EXAMEN DES DOCTRINES MÉDICALES ET DES SYSTÈMES DE NOSOLOGIE, précédé de propositions renfermant la substance de la médecine physiologique, par F. J. V. BROUSSAIS, *troisième édition entièrement refondue*, 4 vol. in-8.   28 fr.

COURS DE PHRÉNOLOGIE, professé à la Faculté de Médecine de Paris, par F. J. V. BROUSSAIS, Paris, 1836. 1 vol. in-8° de 850 pages.   9 fr.

QU'EST-CE QUE LA PHRÉNOLOGIE? ou Essai sur la signification et la valeur des systèmes de psychologie en général et de celui de Gall en particulier, par F. LÉLUT, médecin de l'hospice de la Salpêtrière. Paris, 1836, in-8°.   7 fr.

MÉMOIRE SUR LE CALCUL DES PROBABILITÉS APPLIQUÉES A LA MÉDECINE, lu à l'Académie royale de Médecine, par RISUENO D'AMADOR, professeur de pathologie et de thérapeutique générales à la Faculté de Montpellier. Paris 1837, in-8.   2 fr. 50 c

PATHOLOGIE INTERNE, par JOSEPH FRANK, traduit du latin du *Praxeos medicæ*, Paris, 1837.—T. 1er in-8.   7 fr.
L'ouvrage complet formera 5 volumes.

COURS DE PATHOLOGIE INTERNE, professé à la Faculté de Médecine de Paris, par G. ANDRAL, professeur à ladite faculté, médecin de l'hôpital de la Charité. Paris, 1836, 3 vol. in-8.   24 fr.

DE LA PROSTITUTION DANS LA VILLE DE PARIS, considérée sous le rapport de l'hygiène publique, de la morale et de l'administration ; ouvrage appuyé de documens statistiques, puisés dans les archives de la préfecture de police, avec cartes et tableaux, par A.-J.-B. PARENT-DUCHATELET, membre du Conseil de salubrité de la ville de Paris ; *deuxième édition* revue et augmentée, ornée du portrait de l'auteur. Paris, 1837, 2 forts vol. in-8°.   16 fr.

> Pour composer ce livre, dit l'auteur, j'ai eu recours aux documens renfermés dans les archives de la préfecture de police. Il existe dans cette administration une division connue sous le nom de *bureau des mœurs* ; là se trouvent des registres et des papiers d'une haute importance. J'ai puisé largement à cette source précieuse, et je peux dire que c'est dans ce bureau que j'ai composé mon livre ; j'en suis redevable à la bienveillance de MM. les préfets de police Delaveau, Debelleyme, Mangin, Girod (de l'Ain), Baude, Vivien, Gisquet, etc.
> Il m'a fallu plusieurs années pour achever dans le *bureau des mœurs* le relevé, non-seulement des écritures qu'on y tient et des registres qu'on y conserve, mais encore des *dossiers individuels*, tenus sur toutes ces femmes qui se trouvent à la tête des maisons de prostitution et sur chacune des filles publiques que l'administration a pu soumettre à sa surveillance.

HYGIÈNE PUBLIQUE, ou Mémoires sur les questions les plus importantes de l'hygiène, appliquée aux professions et aux travaux d'utilité publique, par A.-J.-B. PARENT-DUCHATELET, Paris, 1836, 2 forts vol. in-8, avec 18 planches.   16 fr.

HYGIÈNE MORALE, ou application de la physiologie à la morale et à l'éducation, par C. BROUSSAIS, médecin et professeur à l'hôpital de perfectionnement du Val-de-Grâce. Paris, 1837, in-8°.   5 fr.

QUELLES SONT LES MESURES DE POLICE MÉDICALE les plus propres à arrêter la propagation de la maladie vénérienne, par F. S. RATIER, D. M. P., Membre de plusieurs sociétés savantes ; *mémoire couronné par la société de Médecine de Bruxelles*, Paris, 1836, in-8.   1 fr. 50 c.

MÉMOIRE POUR L'ÉTABLISSEMENT D'UN HOSPICE D'ALIÉNÉS, par M. BRIÈRE DE BOISMONT, D. M. P. Paris, 1836, in-8. fig.   2 fr. 50 c.

TRAITÉ PRATIQUE DES MALADIES VÉNÉRIENNES, comprenant l'examen des théories et des méthodes de traitement qui ont été adoptées dans ces maladies, et principalement la méthode employée à l'hôpital militaire d'instruction du Val-de-Grâce ; par H. M. J. DESRUELLES, chirurgien-major à l'hôpital du Val-de-Grâce, chargé du service des vénériens. Paris, 1836, in-8.   8 fr.

DE L'OR, DANS LE TRAITEMENT DES SCROFULES, par le docteur A. LEGRAND, précédé d'un rapport à l'Institut de France, par M. ROUX. Paris, 1837, in-8.   2 fr.

TRAITÉ THÉORIQUE ET PRATIQUE DES MALADIES DE LA PEAU; par P. RAYER, médecin de l'hôpital de la Charité; *deuxième édition entièrement refondue*. Paris, 1835, 3 forts vol. in-8., accompagnés d'un bel atlas de 26 planches grand in-4, gravées et coloriées avec le plus grand soin, représentant, en 400 figures, les différentes maladies de la peau et leurs variétés. Prix du texte seul, 3 vol. in-8.   23 fr.
— Prix de l'atlas seul, avec explication raisonnée, grand in-4 cartonné.   70 fr.
— Prix de l'ouvrage complet, 3 vol. in-8 et atlas in-4 cartonné.   88 fr.

NOTICE SUR LE COWPOX, ou petite-vérole des vaches, découvert à Passy en 1836, par J. B. Bousquet, secrétaire du conseil et membre de l'Académie royale de Médecine, chargé des vaccinations gratuites, Paris, 1836, in-4. avec une grande planche. 2 fr. 50 c.

Le même avec la planche coloriée. 4 fr.

TRAITÉ DE LA VACCINE et des éruptions varioleuses ou varioliformes; *ouvrage rédigé sur la demande du gouvernement*, par J. B. Bousquet, D. M. in-8. 6 fr.

LA VACCINE SOUMISE AUX SIMPLES LUMIÈRES DE LA RAISON, ouvrage destiné aux pères et mères de famille des villes et des campagnes, par M. Marc, médecin du Roi, membre du Conseil supérieur de Santé, etc. Paris, 1836, in-12. 1 fr. 25 c.

TRAITÉ DES MALADIES VENTEUSES, ou lettres sur les effets de la présence des gaz, ou vents dans les voies gastriques, sur les moyens de guérir, ou de soulager ces maladies par M. *Baumès*, chirurgien de l'hospice de l'Antiquaille à Lyon, *deuxième édition*, Paris, 1837, in-8°. 5 fr.

HISTOIRE PHILOSOPHIQUE DE L'HYPOCONDRIE ET DE L'HYSTÉRIE, par *F. Dubois*, (d'Amiens), membre de l'Académie royale de Médecine. Paris, 1837, in-8°. 7 fr. 50 c.

TRAITÉ DES FIÈVRES OU IRRITATIONS CÉRÉBRO-SPINALES INTERMITTENTES, d'après des observations recueillies en France, en Corse, et en Afrique, par F. C. Maillot. D. M. P., ancien médecin des hôpitaux militaires d'Ajaccio, d'Alger et de Bone, professeur à l'hôpital militaire de Metz, ex-médecin en chef de l'hôpital militaire de Bone, Paris, 1836, in-8, fig. 6 fr. 50 c.

MÉMOIRE SUR LA PESTE QUI A RÉGNÉ ÉPIDÉMIQUEMENT A CONSTANTINOPLE EN 1834, et sur sa non-contagion, suivi de réflexions sur les quarantaines et les lazarets, par F. Cholet, docteur en médecine de la Faculté de Paris. Paris, 1836, in-8. 3 fr.

MÉMOIRE SUR LES CAUSES DE LA PESTE, et sur les moyens de la détruire, par E. Pariset, secrétaire perpétuel de l'Académie royale de Médecine. Paris, 1837, in-18 pap. vélin. 3 fr.

JURISPRUDENCE DE LA MÉDECINE, de la chirurgie et de la pharmacie en France, comprenant la médecine légale, la police médicale, la responsabilité des médecins, chirurgiens, pharmaciens, etc., l'exposé et la discussion des lois, ordonnances, réglemens concernant l'art de guérir; appuyée des jugemens des cours et tribunaux ; par A. Trébuchet, avocat, chef du bureau de la police médicale à la Préfecture de police. Paris, 1834, 1 fort vol. in-8. 9 fr.

MANUEL DE MÉDECINE LÉGALE CRIMINELLE, à l'usage des médecins et des magistrats chargés de poursuivre ou d'instruire les procédures criminelles ; par J. Poilroux, membre correspondant de l'Académie royale de Médecine; *seconde édition*. Paris, 1837, in-8. 7 fr.

DE LA SIMULATION ET DE LA DISSIMULATION DES MALADIES, dans leurs rapports avec le service militaire par L. Fallot, D. M., médecin principal de l'armée Belge, chevalier de la Légion d'Honneur. Bruxelles, 1837, in-8. 2 fr. 50 c.

ÉTUDES HISTORIQUES ET CRITIQUES SUR LA VIE ET LA DOCTRINE D'HIPPOCRATE et sur l'état de la médecine avant lui, par M. S. Houdart, docteur en médecine, membre correspondant de l'Académie royale de médecine. Paris, 1836, in-8. 7 fr. 50 c.

RECHERCHES HISTORIQUES SUR LA FACULTÉ DE MÉDECINE DE PARIS, depuis son origine jusqu'à nos jours, par J. C. Sabatier, D, M. P. membre de plusieurs sociétés savantes. Paris, 1837, in-8. 5 fr.

MÉMOIRE SUR UNE MANIÈRE NOUVELLE DE PRATIQUER L'OPÉRATION DE LA PIERRE ; par le baron G. Dupuytren, terminé et publié par M. L. J. Sanson, professeur de clinique chirurgicale à la Faculté de médecine de Paris, et J. L. Bégin, chirurgien en chef de l'hôpital militaire de Strasbourg. Paris, 1836. 1 vol. grand in-fol. accompagné de 10 belles planches lithographiées par Jacob, et représentant l'anatomie chirurgicale des diverses régions intéressées dans cette opération. 20 fr.

Je lègue à MM. Sanson aîné et Bégin le soin de terminer et de publier un ouvrage déjà en partie imprimé sur la taille de Celse, et d'y ajouter la description d'un moyen nouveau d'arrêter les hémorrhagies. (*Testament de Dupuytren*).

TRAITÉ DES BLESSURES PAR ARMES DE GUERRE, rédigé d'après les leçons cliniques de M. le baron Dupuytren, chirurgien en chef de l'Hôtel-Dieu, et *publié sous sa direction* par MM. les docteurs A. Paillard et Marx. 2 vol. in-8. 14 fr.

ÉLOGE DE DUPUYTREN, par E. Pariset, secrétaire perpétuel de l'Académie royale de Médecine. Paris, 1836, in-8, avec un portrait. 1 fr. 80 c.

PARALLÈLE DES DIVERS MOYENS DE TRAITER LES CALCULEUX, contenant un examen comparatif de la lithotritie et de la cystotomie, sous le rapport de leurs divers procédés, de leurs modes d'application, de leurs avantages ou inconvéniens respectifs; par le docteur CIVIALE. Paris, 1836, in-8, fig.   8 fr.

DE LA LITHOTRIPSIE, par J. LEROY (d'Étiolle), docteur en Médecine de la Faculté de Paris, etc; Paris, 1836, in-8, fig.   6 fr.

MÉMOIRE SUR LA CYSTOTOMIE ÉPIPUBIENNE, lu à l'Académie royale de Médecine, par le docteur J. LEROY (d'Étiolle). Paris, 1837, in-8.   1 fr. 50 c.

ESSAI SUR LA DISSOLUTION DE LA GRAVELLE ET DES CALCULS DE LA VESSIE, par A. CHEVALLIER, membre de l'Académie royale de Médecine, professeur à l'école de pharmacie. Paris, 1837, in-8.   3 fr. 50 c.

ESSAI SUR LA GRAVELLE ET LA PIERRE, considérées sous le rapport de leurs causes, de leurs effets, et de leurs divers modes de traitement par P. S. SÉGALAS, D. M. P., membre de l'Académie royale de Médecine; Paris, 1836, in-8, fig.   7 fr. 50 c.

MÉMOIRES CONCERNANT L'USAGE DES POMPES DANS LA PRATIQUE MÉDICALE ET CHIRURGICALE, par le docteur CH. HAUFF, ancien professeur à l'université de Gand. Paris, 1836, in-8, fig.   4 fr.

TRAITÉ DES PLAIES DE TÊTE ET DE L'ENCÉPHALITE, principalement de celle qui leur est consécutive; ouvrage dans lequel sont discutées plusieurs questions relatives aux fonctions du système nerveux en général; par J. P. GAMA, chirurgien en chef et professeur à l'hôpital militaire du Val-de-Grâce. *Deuxième édition.* Paris, 1835, in-8.   8 fr.

CLINIQUE DES PLAIES D'ARMES A FEU, par M. L. BAUDENS, professeur à l'hôpital militaire d'Alger, chirurgien en chef des expéditions de Mascara, Constantine, etc., Paris, 1836, in-8.   7 fr. 50 c.

DES HÉMORRHAGIES TRAUMATIQUES; par L. J. SANSON, professeur de clinique chirurgicale à la Faculté de Médecine de Paris, chirurgien de l'Hôtel-Dieu, etc. Paris, 1836, in-8, figures coloriées.   6 fr.

DE LA RÉUNION IMMÉDIATE DES PLAIES, de ses avantages et de ses inconvéniens; par J. L. SANSON. Paris, 1834, in-8.   3 fr.

CLINIQUE CHIRURGICALE exercée particulièrement dans les camps et les hôpitaux militaires, depuis 1792 jusqu'en 1836, par le baron D.-J. LARREY, membre de l'Institut. de France et d'Égypte, chirurgien en chef de l'hôpital des Invalides, etc. Paris, 1830-1836, 5 vol., in-8., avec atlas de 47 planches.   40 fr.

— Séparément le tome Vᵉ, Paris, 1836, in 8., atlas de 17 planches.   10 fr.

MÉMOIRES DE THÉRAPEUTIQUE MÉDICO-CHIRURGICALE; médication pneumatique; sangsues artificielles; section du filet et de la luette; agrafe labiale; staphyloraphie; périnoraphie; accouchemens secs; rétention d'urine; sondes à dilater; alcool ségalique; extrait cynarique; sulfure de chaux, etc., par G. MONTAIN, professeur à l'École de Médecine de Lyon, Paris, 1836, in-8. fig.   2 fr. 50 c.

ESSAI ET OBSERVATIONS SUR LA MANIÈRE DE RÉDUIRE LES LUXATIONS spontanées ou symptomatiques de l'articulation ilio-fémorale; méthode applicable aux luxations congénitales et aux luxations anciennes par cause externe; par F. HUMBERT, médecin orthopédiste à Morley, et N. JACQUIER, D. M., in-8 et atlas de 20 pl. in-4. 18 fr. *L'Institut royal de France a accordé à M. Humbert un prix de 3000 francs pour cet important ouvrage.*

DE L'EMPLOI DES MOYENS MÉCANIQUES et gymnastiques dans le traitement des difformités du système osseux, par F. HUMBERT, 4 vol. in-8 et atlas de 174 planches in-4.   65 fr.

TRAITÉ COMPLET DES MANŒUVRES DE TOUS LES ACCOUCHEMENS, avec 180 aphorismes sur les soins que réclament la mère et l'enfant pendant le travail, immédiatement après le travail et pendant les neuf premiers jours qui suivent la parturition; par *E. Adet de Rosseville*, D. M. P., Professeur d'accouchement: et Mᵐᵉ *J. Mercier*, maîtresse sage-femme, Paris 1837, 1 vol. in-18 *avec* 13 *planches*.   3 fr. 50.

NOUVEAU TRAITÉ DE L'ACCOUCHEMENT MANUEL, ou contre-nature, réduit à la plus grande simplicité par l'analogie des positions diagonales de toutes les régions du tronc fœtal avec les dispositions de l'occiput, par *J. M. Lemonnier*, professeur d'accouchement, à Rennes, Paris, 1836. *ouvrage complet*, publié en 5 livraisons formant un volume in-4°, avec 25 planches in-4°.   20 fr.

DU CANCER DE LA MATRICE, de ses causes, de son diagnostic et de son traitement, *ouvrage qui a remporté le prix à la Société de Médecine de Lyon*, par M. TÉAILLIER, D. M. P., membre de la Société de Médecine de Paris. Paris, 1836, in-8.   5 fr.

TRAITÉ PRATIQUE DES MALADIES DE L'UTÉRUS ET DE SES ANNEXES, appuyé sur un grand nombre d'observations cliniques; par madame BOIVIN, docteur en médecine, sage-femme, surveillante en chef de la maison royale de Santé, et A. DUGÈS, professeur à la Faculté de Médecine de Montpellier. Paris, 1833; 2 vol. in-8. 14 fr.
Atlas de 41 planches in-fol., gravées et coloriées, *représentant les principales altérations morbides des organes génitaux de la femme.* Paris, 1833, in-fol., avec explication.   60 fr.
L'ouvrage complet pris ensemble, 2 vol. in-8., atlas in-fol.   70 fr.

MÉMORIAL DE L'ART DES ACCOUCHEMENS, ou principes fondés sur la pratique de l'hospice de la Maternité et celle des plus célèbres praticiens nationaux et étrangers, avec 143 gravures représentant le mécanisme de toutes les espèces d'accouchemens; par madame BOIVIN. *Quatrième édition, augmentée.* Paris, 1836, 2 vol. in-8°.   14 fr.

PETIT TRAITÉ DE MÉDECINE OPÉRATOIRE et recueil de formules à l'usage des sages-femmes et des officiers de santé, *deuxième édition, augmentée,* par le docteur *F. Hatin,* professeur d'accouchemens. Paris, 1837, in-32, fig.   2 fr. 50 c.

TRAITÉ DES MALADIES DES ENFANS NOUVEAU-NÉS ET A LA MAMELLE, fondé sur de nouvelles observations cliniques et d'anatomie pathologique, faites à l'hôpital des Enfans-Trouvés de Paris, dans le service de M. Baron; par C. BILLARD, D. M. P., ancien interne de cet hôpital; *troisième édition, augmentée d'un Mémoire médico-légal sur la viabilité du fœtus; avec des notes et une Notice sur l'auteur;* par OLIVIER d'Angers, D. M. P. Paris, 1837, 1 fort vol. in 8°.   9 fr.

TRAITÉ DES MALADIES DES ENFANS, ou recherches sur les principales affections du jeune âge (depuis l'époque de la première dentition jusqu'à celle de la puberté); ouvrage faisant suite à celui de *M. Billard,* fondé sur de nombreuses observations physiologiques, cliniques et anatomiques, avec des notes de *M. Baron,* par *A. Berton,* D. M. P. Paris, 1837, un fort vol. in-8°.   7 fr.

DE LA NATURE ET DU TRAITEMENT DE LA MALADIE DITE HYDROCÉPHALITE AIGUE, Méningo-Céphalite des enfans, par *M. Charpentier,* correspondant de l'Académie royale de Médecine, *deuxième édition.* Paris, 1837, in-8°   6 fr.

TRAITÉ PRATIQUE DES CONVULSIONS DANS L'ENFANCE, par *J. L. Brachet,* médecin de l'Hôtel-Dieu de Lyon, etc., *deuxième édition,* augmentée, in-8°.   7 fr.

RECHERCHES EXPÉRIMENTALES SUR LES FONCTIONS DU SYSTÈME NERVEUX GANGLIONNAIRE, et sur leur application à la Pathologie, par *J. L. Brachet, deuxième édition,* augmentée. Paris, 1837, in-8°.   7 fr.

HISTOIRE GÉNÉRALE ET PARTICULIÈRE DES ANOMALIES de l'organisation chez l'homme et les animaux, ouvrage comprenant des recherches sur les caractères, la classification, l'influence physiologique et pathologique, les rapports généraux, les lois et causes des MONSTRUOSITÉS, des variétés et vices de conformation, ou *Traité de tératologie;* par Isid. GEOFFROY-SAINT-HILAIRE, D. M. P., membre de l'Institut, Paris, 1832–1836, 3 forts vol. in-8. et atlas de 20 planches.   27 fr.
— Séparément les tomes 2 et 3.   16 fr.

LE SYSTÈME LYMPHATIQUE, considéré sous les rapports anatomique, physiologique et pathologique; par G. BRESCHET, professeur d'anatomie de la faculté de Médecine de Paris, membre de l'Institut, chirurgien de l'Hôtel-Dieu; Paris, 1836, In-8, avec quatre planches.   6 fr.

RECHERCHES *anatomiques et physiologiques sur* **L'ORGANE DE L'OUIE** et sur l'Audition dans l'homme et les animaux vertébrés; par G. BRESCHET. Paris, 1836, in-4, *avec 13 planches gravées.*   16 fr.

NOUVELLES RECHERCHES SUR LA STRUCTURE DE LA PEAU; par G. BRESCHET et ROUSSEL DE VAUZÈME. Paris, 1835. In-8. avec 3 pl.   4 fr. 50 c.

ANATOMIE DU SYSTÈME DENTAIRE, considéré dans l'homme et les animaux, par Ph. Fr. BLANDIN, chirurgien de l'Hôtel-Dieu, professeur agrégé à la Faculté de Médecine de Paris. Paris, 1836. In-8. fig.   4 fr. 50 c.

ÉTUDES ANATOMIQUES, ou RECHERCHES SUR L'ORGANISATION DE L'ŒIL, considéré chez l'homme et dans quelques animaux; par J. A. GIRALDÈS, D. M. P., Prosecteur à l'école anatomique des hôpitaux, ancien interne, etc., Paris, 1836. In-4. avec 7 planches.   4 fr. 50.

DE LA TEXTURE ET DU DÉVELOPPEMENT DE L'APPAREIL URINAIRE, par L. LAURENT, chirurgien en chef de la marine, ancien professeur d'anatomie à l'école de médecine de Toulon. Paris 1836, in-4.   3 fr. 50 c.

PHILOSOPHIE DE L'HISTOIRE NATURELLE, ou phénomènes de l'organisation des animaux et des végétaux; par J.-J. Virey, D. M. P., membre de l'Académie royale de Médecine, etc. Paris, 1835, in-8.   7 fr.

TRAITÉ COMPLET D'ANATOMIE CHIRURGICALE GÉNÉRALE ET TOPOGRAPHIQUE DU CORPS HUMAIN, ou anatomie considérée dans ses rapports avec la pathologie chirurgicale et la médecine opératoire, 3me *Édition entièrement refondue*, Paris, 1837, 2 vol. in-8. et atlas in-4.   25 fr.

TRAITÉ ÉLÉMENTAIRE D'ANATOMIE COMPARÉE, suivi de **RECHERCHES D'ANATOMIE PHILOSOPHIQUE** ou **TRANSCENDANTE** sur les parties primaires du système nerveux et du squelette intérieur et extérieur; par C.-C. Carus, D. M., conseiller et médecin du Roi de Saxe, traduit de l'allemand sur la deuxième édition, et précédé d'une *esquisse historique et bibliographique de l'Anatomie comparée*, par A.-J.-L. Jourdan, membre de l'Académie royale de Médecine. Paris, 1835. 3 forts vol. in-8. accompagnés d'un bel atlas de 31 planches gr. in-4. gravées.   34 fr.

> Dans cet ouvrage, l'auteur explique successivement les différens organes et systèmes dans les différentes classes d'animaux. Ce traité est digne d'une étude sérieuse, tant à cause de l'exposition claire et précise des faits principaux de la science, que des remarques pleines de profondeur et de nouveauté que l'auteur prodigue à chaque instant. Rempli des idées générales qui sont nées pour lui de la contemplation des détails, éclairant les particularités par la lumière de ces idées générales, l'auteur jette du charme et de l'intérêt sur des objets que l'on trouve par fois arides et provoque dans l'esprit du lecteur de longues et sérieuses réflexions. C'est un excellent traité d'anatomie comparée avec l'étude duquel les savans français se familiariseront aux idées allemandes, avantage qui a son importance à une époque où les Allemands rendent tant de services à la zoologie.
>
> Un atlas fort bien gravé facilite l'étude et donne la représentation fidèle des formes les plus importantes du règne animal. Il contient aussi les constructions hypothétiques d'après lesquelles M. Carus conçoit une formation des êtres organisés ; elles servent à l'intelligence du troisième volume, où l'auteur expose ses théories sur l'anatomie philosophique.

MÉMOIRES *pour servir à l'histoire anatomique et physiologique des* **VÉGÉTAUX ET DES ANIMAUX**, par M. Dutrochet, membre de l'Institut, Paris, 1837, 2 forts vol. in-8, avec atlas de 30 planches gravées.   24 fr.

> *Avec cette épigraphe :* « Je considère comme non avenu tout ce que j'ai publié précédemment sur ces matières et qui ne se trouve point reproduit dans cette collection. »
>
> Dans cet ouvrage M. Dutrochet a réuni et coordonné l'ensemble de tous ses travaux, il contient non-seulement les mémoires publiés à diverses époques, revus, corrigés et appuyés de nouvelles expériences, mais encore un grand nombre de travaux inédits
>
> *Table des principaux Mémoires* — 1° de l'endosmose ; 2° des élémens organiques des végétaux ; 3° accroissement des végétaux ; 4° de la déviation descendante, ascendante et latérale de l'accroissement des arbres en diamètre; 5° variations accidentelles du mode suivant lequel les feuilles sont sur les tiges des végétaux ; 6° sur la forme et la structure primitives des embryons végétaux ; 7° recherches sur les organes pneumatiques et sur la respiration des végétaux ; 8° recherches sur les conduits de la sève et sur les causes de la progression ; 9° mouvemens des végétaux, examen du mécanisme des modes élémentaires de mouvement par incurvation et par torsion ; 10 du réveil et du sommeil des plantes ; 11° de l'excitabilité végétale et des mouvemens dont elle est la source ; 12 de la direction opposée des tiges et des racines ; 13° de la tendance des végétaux à se diriger vers la lumière et à la fuir; 14° de la génération sexuelle des plantes et de l'embryologie végétale ; 15° transformations végétales ; 16° observations sur les champignons et sur l'origine des moisissures ; 17° recherches sur les enveloppes du fœtus ; 18° observations sur l'ostéogénie et sur le développement des parties végétantes des animaux ; 19 métamorphoses du canal alimentaire chez les insectes ; 20° sur la structure et la régénération ses plumes avec des considérations sur la composition de la peau des animaux vertébrés ; 21° recherches sur les rotifères ; 22° mécanisme de la respiration chez les insectes ; 23° sur la spongile rameuse ; 24° organes de la génération chez les pucerons ; 25° usage physiologique de l'oxigène ; 26° de la structure intime des organes des animaux et du mécanisme de leurs actions vitales ; 27° nouvelle théorie de la voix ; etc.

NOUVEAU SYSTÈME DE PHYSIOLOGIE VÉGÉTALE ET DE BOTANIQUE, fondé sur les méthodes d'observations développées dans le nouveau système de chimie organique, par F. V. Raspail, accompagné de 60 planches contenant près de 1000 figures d'analyse dessinées d'après nature et gravées avec le plus grand soin. Paris, 1837, 2 forts vol. in-8., et atlas de 60 planches.   30 fr.

— Le même ouvrage, planches coloriées.   50 fr.

BIBLIOGRAPHIE ENTOMOLOGIQUE, comprenant l'indication par ordre des matières et par ordre alphabétique des noms d'auteurs : 1° des ouvrages entomologiques publiés en France et à l'étranger depuis les temps les plus reculés jusqu'à nos jours; 2° des monographies et mémoires contenus dans les recueils, journaux et collections académiques françaises et étrangères; par A. Percheron, membre de la société entomologique de Paris. — Paris, 1837, 2 vol. in-8.   14 fr.

MONOGRAPHIE DES CÉTOINES et des genres voisins, formant, dans les familles naturelles de Latreille, la division des Scarabées mélitophiles; par MM Gory et Percheron, membres de la société entomologique de Paris. — Paris 1833—36. Ouvrage complet, publié en 15 livraisons formant un fort vol. in-8. pap. vélin, accompagné de 77 pl. gravées et coloriées avec soin.   90 fr.

ICONOGRAPHIE DU RÈGNE ANIMAL, de G. Cuvier, ou représentation, d'après nature, de l'une des espèces les plus remarquables et souvent non encore figurées de chaque genre d'animaux, pouvant servir d'atlas à tous les traités de zoologie; par F. É. Guérin, membre de diverses Sociétés savantes nationales et étrangères, etc., etc.

Ce bel ouvrage est *complet*. Il a été publié en 45 livraisons, chacune de 10 planches gravées. Prix de chaque livraison in-8, fig. noires. 6 fr.

Le même in-8, fig. color. 15 fr.

Le même in-4, fig. color. 20 fr.

L'ouvrage COMPLET est composé de 450 planches, *avec un texte explicatif* pour chacune des divisions qui se vendent séparément in-8, savoir:

		PRIX.	
	pl.	fig. n.	fig. col.
1° Mammifères, avec le portrait de G. Cuvier.	53	32 fr.	80 fr.
2° Oiseaux.	70	42	105
3° Reptiles.	80	18	45
4° Poissons	70	42	105
5° Mollusques et zoophytes	63	38	95
6° Annélides, crustacés et arachnides.	53	32	80
7° Insectes, avec le portrait de Latreille.	111	66	165

PROMENADES AU JARDIN DES PLANTES, comprenant la description: 1° de la ménagerie, avec des notices sur les mœurs des animaux qu'elle renferme; 2° du cabinet d'anatomie comparée; 3° des galeries de zoologie, de botanique, de minéralogie et de géologie; 4° de l'école de botanique; 5° des serres et du jardin de naturalisation et des semis; 6° de la bibliothèque, etc.; par MM. Louis Rousseau, aide-naturaliste au Muséum d'histoire naturelle, et Céran Lemonnier, professeur-adjoint d'histoire naturelle au collège Rollin, *avec un plan et quatre vues du jardin*. Paris, 1837, un volume in-18 de 520 pages. 3 fr.

Avec cette épigraphe: « Le muséum d'histoire naturelle de Paris est le plus vaste établissement qui ait jamais été consacré à la science de la nature. (G. Cuvier.)

PROGRAMME DE L'ENSEIGNEMENT DE L'HISTOIRE NATURELLE DANS LES COLLÉGES, adopté par le Conseil royal de l'instruction publique; disposé en 49 tableaux méthodiques, par Céran Lemonnier, *deuxième édition*. Paris, 1837, in-4, avec figures noires. 10 fr.

— Avec figures coloriées. 24 fr.

ATLAS DE LA GÉOGRAPHIE DES TROIS RÈGNES DE LA NATURE. Distribution des animaux, des végétaux, des minéraux à la surface du globe; par Céran Lemonnier. Paris, 1837, in-fol. 8 fr.

ÉLÉMENS DE GÉOGRAPHIE PHYSIQUE ET DE MÉTÉOROLOGIE, ou résumé des notions acquises sur les grands phénomènes et les grandes lois de la nature, servant d'introduction à l'étude de la géologie; par H. Lecoq, professeur d'histoire naturelle à Clermont-Ferrand. Paris, 1835. 1 fort vol. in-8., avec 4 planches gravées. 9 fr.

Les questions importantes traitées dans cet ouvrage le recommandent à toutes les personnes qui désirent connaître les phénomènes de la nature. Nous indiquerons les sujets des principaux chapitres : I. De l'univers. II. Astronomie sidérale. III. Système planétaire. IV. De l'attraction et des lois de la pesanteur. V. Du soleil. VI. Des planètes inférieures. VII. De la terre; de la sphère terrestre, des latitudes et longitudes terrestres; des rapports des sphères terrestre et céleste; méridienne et position des astres. X. De le parallaxe des astres. XI. De l'inégalité des jours et de la cause des saisons. XII. De la lune, de ses phénomènes et des marées. XIII. Du calendrier. XIV. Jupiter, Saturne et Uranus. XV. Des comètes. XVI. La formation du monde. XVII. De l'atmosphère. XVIII. Du baromètre et de ses oscillations. XIX. Du son. XX. De la lumière et de ses phénomènes. XXI. De la température et de ses phénomènes. XXII. Des courans produits par les changemens de température sur les différentes couches de l'atmosphère ou des vents. XXIII. Des météores aqueux. XXIV. Du brouillard, du serein, de la rosée, du givre, du verglas, du grésil, de la neige. XXV. Des phénomènes électriques qui ont lieu dans l'atmosphère. XXVI. Des phénomènes magnétiques. XXVII. Des feux follets. XXVIII. Des matières qui tombent de l'atmosphère, des aérolithes, des globes de feu, des étoiles filantes.

HISTOIRE NATURELLE DES ANIMAUX SANS VERTÈBRES, présentant les caractères généraux particuliers de ces animaux, leur distribution, leurs classes, leurs familles, leurs genres et la citation des principales espèces qui s'y rapportent; par J.-B.-P.-A. de Lamarck, membre de l'Institut, professeur au Muséum d'Histoire Naturelle. *Deuxième édition*, revue et augmentée des faits nouveaux dont la science s'est enrichie jusqu'à ce jour; par M. G. P. Deshayes et H. Milne Edwards. Paris, 1835 — 1837. 9 vol. in-8. Prix de chaque 8 fr.

Dans cette deuxième édition, M. Deshayes s'est chargé de revoir et de compléter l'*Introduction*, les *Coquilles* et les *Mollusques*; M. Milne-Edwards, les *Infusoires*, les *Zoophytes*, les *Polypiers*, les *Radiaires*, les *Vers*, les *Arachnides*, les *Crustacés* et l'*organisation des insectes*.

Cette édition sera distribuée ainsi : Tome I, *Introduction*, *Infusoires*; II, *Polypiers*; III, *Radiaires*, *Tuniciers*, *Vers*, *Organisation des insectes*; IV, *Insectes*; V, *Arachnides*, *Crustacés*, *Annélides*; VI, VII, VIII, IX, *Histoire des Mollusques*.

SPECIES GÉNÉRAL ET ICONOGRAPHIE DES COQUILLES VIVANTES, comprenant Musée Massena, la collection Lamarck, celle du Muséum d'Histoire Naturelle, les découvertes les plus récentes des voyageurs; par L. C. KIENER, conservat des galeries du Muséum d'Histoire Naturelle de Paris, des collections du prince M senn, membre de la Société des Sciences naturelles de France.

Chaque livraison sera composée de six planches gravées, coloriées avec le plus grand soin, et du te descriptif des espèces qui seront figurées dans la livraison: ce texte formera environ une feuille et de d'impression.

L'ouvrage se composera d'environ 10 volumes qui seront divisés en 150 livraisons, publiées exactem de mois en mois. Toutes les mesures sont prises pour pouvoir tenir fidèlement ces engagemens.

Les livraisons 1 à 24 sont en vente.

Prix de chaque livraison : Grand-in-8, papier raisin superfin satiné, figures coloriées, 6 fr.

Grand in-4, papier vélin satiné, figures coloriées, 12 fr.

PHARMACOPÉE DE LONDRES, publiée par ordre du gouvernement en *français et latin*, Paris, 1837. 1 beau volume in-18.

4 fr. 50

PRINCIPES ÉLÉMENTAIRES DE PHARMACEUTIQUE, ou Exposition du système d connaissances relatives à la pharmacie, par M. A. P. CAP, pharmacien, membre co respondant de l'Académie royale de Médecine, de la Société de pharmacie, etc. Paris, 1837. 1 vol. in-8.

6 fr. 50

RECHERCHES HISTORIQUES ET CHIMIQUES SUR LE CACAO et ses diverses prépar tions, par E. DELCHER, pharmacien chimiste, membre de plusieurs sociétés. Pari 1837, 1 vol. in-8. fig.

5 f

FORMULAIRE MÉDICAL DE MONTPELLIER, ou recueil des principales formules magi trales et officinales, tirées des différens ouvrages et de la pratique des médecins, ch rurgiens et pharmaciens de Montpellier, précédé d'un tableau de matière médical par P. BORIES, D. M., pharmacien à Montpellier, *Deuxième édition, augmentée*. Paris 1837, in-18.

4 f

TRAITÉ DE TOXICOLOGIE GÉNÉRALE, envisagée dans ses rapports avec la physiologie la pathologie, la thérapeutique, et la médecine légale, par M. J. ANGLADA, profes seur de médecine légale à la Faculté de Médecine de Montpellier, in-8, et tableau toxicologiques servant à la recherche analytique des poisons.

5 fr. 50 c

OBSERVATIONS PRATIQUES SUR LES BAINS D'EAU DE MER, ET SUR LES BAIN CHAUDS, par A. P. BUCHAN, membre du collège des médecins de Londres, trad de l'anglais par le docteur Rouxel, médecin inspecteur des bains de mer de Bou logne, 2ème *édition*, in-8.

3 fr. 50

MÉMOIRE SUR LES EAUX MINÉRALES ARTIFICIELLES, par M. SOUBEIRAN, pharma cien en chef de la pharmacie des hôpitaux de Paris. Paris, 1836, in-8. 1 fr. 50 c

BIBBLIOTHÈQUE DE THÉRAPEUTIQUE, ou Recueil de mémoires originaux et des travau anciens et modernes sur le traitement des maladies et l'emploi des médicamens recueillis et publiés par A.-L.-J. Bayle, D. M. P., agrégé en exercice et sous-biblio thécaire à la Faculté de Médecine, etc. Paris 1828-1837, 4 vol. in-8. 28 fr

Tome 1. Travaux anciens et modernes sur l'iode, l'émétique à haute dose, le baume de copahu et l'acupuncture, in-8.

7 fr

Tome 2. Travaux anciens et modernes sur le phosphore, la noix vomique, le datura stramodium et la belladone, in-8.

7 fr

Tome 3. Travaux anciens et modernes sur la digitale, le seigle ergoté, la ciguë, etc. Paris, 1835, in-8.

8 fr.

Tome 4. Travaux anciens et modernes sur la compression, le fer, l'huile de térébentine Paris, 1837, in-8.

7 fr

LEÇONS DE MÉDECINE HOMŒOPATHIQUE, par le docteur LÉON SIMON. Paris, 1835, 1 fort vol. in-8, divisé en 17 leçons. Prix du cours.

8 f

Cet ouvrage est divisé en dix-sept leçons; elles comprennent: 1° Vue générale de la doctrine homœo pathique; 2° De l'homœopathie dans ses rapports avec l'histoire de la médecine; 3° De la méthode ho mœopathique; 4° Loi de spécificité; 5° Dynamisme vital; 6° Institution de l'expérimentation; 7° De la pa thologie homœopathique; 8° Diagnostic et prognostic homœopathiques; 9° et 10° Théories des mala dies chroniques; 12° Moyens de connaître les vertus curatives des médicamens; 13° Thérapeutique géné rale homœopathique; 14° Répétition des doses homœopathiques; 15° Modes de préparation et d'adminis tration des médicamens homœopathiques; 16° Hygiène homœopathique; 17° Physiologie homœopathique.

CLINIQUE HOMŒOPATHIQUE, ou Recueil de toutes les observations pratiques publiées jusqu'à ce jour, des maladies traitées par la méthode homœopathique, par le doc teur BEAUVAIS, Paris, 1837, 2 vol. in 8.

18 fr.

HOMŒOPATHIE DOMESTIQUE, ou guide médical des familles, précédé de considérations sur les maladies de l'enfance, par le docteur BIGEL, Paris, 1837, in-8. 5 fr.

Imprimé chez PAUL RENOUARD, rue Garancière, n. 5.

www.ingramcontent.com/pod-product-compliance
Lightning Source LLC
LaVergne TN
LVHW010210070726
842528LV00014B/676